Sexualisierte Gewalt in der Pflege

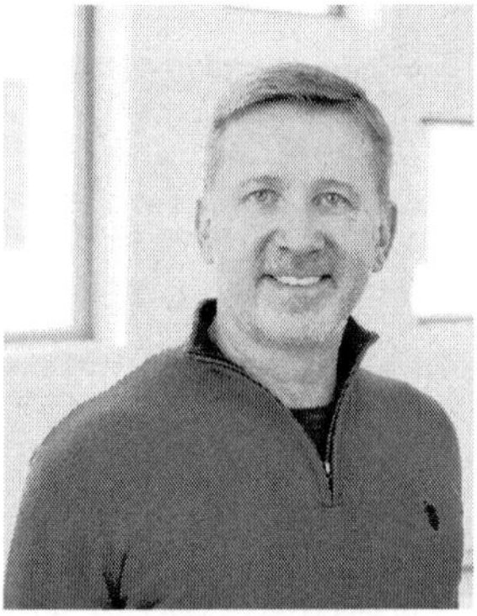

© Chris Eberhardt

Markus Witzmann, Prof. Dr. phil., geb. 1967, ist Krankenpfleger, Gestalttherapeutischer Supervisor, Verwaltungsbetriebswirt, Pflegewissenschaftler, Studiengangsleiter Master Mental Health und stellvertretender Studiengangsleiter Master Advanced Nursing Practice sowie Mitglied der Ethikkommission an der Hochschule München.

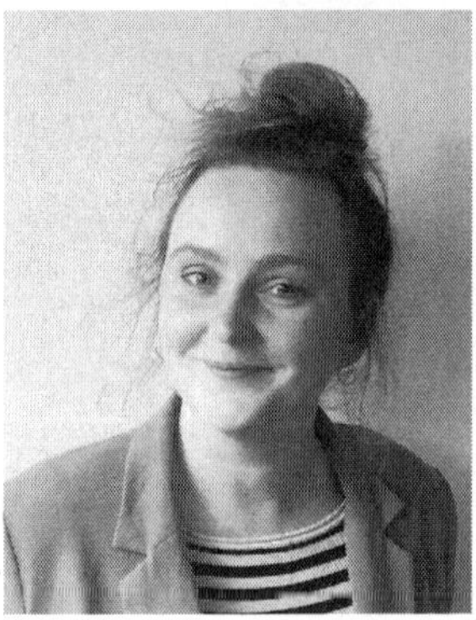

© privat

Hanna Batzoni, geb. 1990, ist Gesundheits- und Krankenpflegerin, Pflegewissenschaftlerin, Deeskalations- und Safewards-Trainerin und im Bereich psychosoziale Unterstützung und Krisenintervention fort- und weitergebildet. Sie arbeitet an der Hochschule München und beschäftigt sich u. a. mit den Themen Gewalt (-prävention) und Krisenintervention.

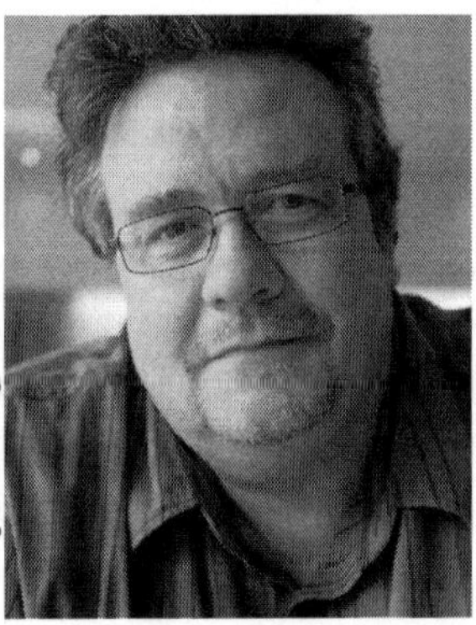

© Jürgen Georg

Christoph Müller, geb. 1970, ist Krankenpfleger mit langjähriger Erfahrung in der Geronto-, Allgemein- und forensischen Psychiatrie. Er absolvierte Weiterbildungen zur Leitung einer Station, zur Qualitätsberatung im Gesundheitswesen sowie zur Praxisanleitung und ist Redakteur der Fachzeitschrift „Psychiatrische Pflege", Redaktionsmitglied der „Psychosozialen Umschau" sowie Autor und Herausgeber von Fachbüchern.

Markus Witzmann, Hanna Batzoni, Christoph Müller
(Hrsg.)

Sexualisierte Gewalt in der Pflege

Hintergründe, Sensibilisierung, Prävention

Mabuse-Verlag
Frankfurt am Main

Bibliografische Information der Deutschen Nationalbibliothek

Die Deutsche Nationalbibliothek verzeichnet diese Publikation in der Deutschen Nationalbibliografie; detaillierte bibliografische Daten sind im Internet über http://dnb.dnb.de abrufbar.

Informationen zu unserem gesamten Programm, unseren Autor:innen und zum Verlag finden Sie unter: www.mabuse-verlag.de. Dort können Sie auch unseren Newsletter zu aktuellen Neuerscheinungen abonnieren.

Kasseler Str. 1 a
60486 Frankfurt am Main
Tel.: 069-70 79 96-22
Fax: 069-70 41 52
vertrieb@mabuse-verlag.de
www.mabuse-verlag.de
instagram.com/mabuseverlag
facebook.com/mabuseverlag

Satz und Gestaltung: Björn Bordon/MetaLexis, Niedernhausen
Umschlagabbildung: © istockphoto.com/ivanastar
Druck: Stückle Druck und Verlag, Ettenheim
ISBN: 978-3-86321-761-7
Printed in Germany

Inhalt

Vorwort

Sexualisierte Gewalt ist ein Thema, über das in der Gesellschaft und in der Gesundheitsversorgung (somit auch in der Pflege) lange geschwiegen wurde. Zu schambehaftet, zu komplex, zu belastend erscheint die Auseinandersetzung mit Grenzverletzungen und Übergriffen im professionellen Kontext. Doch die Realität zeigt: Sexualisierte Gewalt kommt in allen Bereichen der pflegerischen und therapeutischen Versorgung vor – in der Langzeitpflege ebenso wie in psychiatrischen Einrichtungen, in Akutkrankenhäusern, in der ambulanten Pflege, in der Behindertenhilfe/in Einrichtungen für Menschen mit Behinderung(en) und auch in der Pädiatrie.

Die Betroffenen sind vielfältig: hilfe- und/oder pflegebedürftige Menschen, die Grenzüberschreitungen durch Mitarbeitende, externe Dienstleister:innen, Klient:innen[1] oder Zu- und Angehörige erleben. Aber auch Mitarbeitende wie z. B. Pflege(fach)personen Therapeut:innen[2], die sexualisierte Übergriffe durch Klient:innen, Kolleg:innen oder Zu- und Angehörige erfahren. Nicht zuletzt Auszubildende, Studierende und Berufsanfänger:innen, die in ihrer Einstiegsphase besonders gefährdet sind, gehören zu dieser vulnerablen Gruppe.

Dieses Buch widmet sich in einer großen Perspektivenvielfalt dem Thema ‚Sexualisierte Gewalt' und fokussiert dabei wesentliche Praxisfelder der Pflege. Es bietet fundiertes Wissen, konkrete Handlungsstrategien und praxisnahe Unterstützung für alle, die in der pflegerischen und therapeutischen Versorgung tätig sind.

---

1 **Hinweis zur Sprachverwendung:** In den allgemeinen Kapiteln dieses Handbuches wird der übergreifende Begriff Klient:innen verwendet, um der Vielfalt der Menschen abzubilden, mit denen wir arbeiten. In den settingspezifischen Kapiteln nehmen wir eine differenzierende Sprachregelung vor und nutzen die jeweils fachlich verwendeteren Begriffe wie z. B. Bewohner:innen oder Patient:innen.

2 **Hinweis zur professionsübergreifenden Anwendung:** Obwohl die Inhalte dieses Handbuches ihren Schwerpunkt in der Pflege haben, beziehen sie sich auf interdisziplinäre und multiprofessionelle Arbeitskontexte, wie sie in allen pflegerischen Settings üblich ist. Daher können die beschriebenen Konzepte, Empfehlungen, etc. von weiteren Berufsgruppen – etwa Therapeut:innen, Sozialarbeiter:innen, Mediziner:innen – aufgegriffen und unter Berücksichtigung der jeweils professionsspezifischen Verantwortlichkeiten und Perspektiven angepasst werden. Diese interprofessionelle Offenheit soll das gemeinsame Verständnis unterstützen.

Unser Ziel ist es, allen Personen in den Pflegeberufen – ob in Ausbildung, Studium oder bereits im Beruf – für sexualisierte Gewalt zu sensibilisieren, sie dabei zu unterstützen, Anzeichen zu erkennen, sie in ihrer Handlungsfähigkeit zu stärken und präventive Ansätze zu vermitteln.

An wen richtet sich dieses Buch?

Dieses Handbuch wendet sich an alle Personen, die in der direkten Versorgung tätig sind, u. a.:

- Pflegefachpersonen aller Qualifikationsstufen, die in der direkten Versorgung körpernahe Pflege leisten und dabei besonders achtsam sein müssen
- Pflegefachpersonen mit erweiterten und/oder akademischen Qualifikationen, die beispielsweise als Multiplikator:innen wirken und Gewaltschutzkonzepte entwickeln und implementieren
- Fachkräfte der sozialen Betreuung, die durch ihre intensive Beziehungsarbeit sensibel für Grenzüberschreitungen sein müssen
- Therapeut:innen aus Physio-, Ergo- und anderen Therapieberufen, die durch körpernahe besonders gefordert sind
- Auszubildende und Studierende, die sich grundlegend mi dem Thema auseinandersetzen müssen, um von Beginn an sensibilisiert zu werden

Das Buch begegnet der Komplexität des Themas mit einem praxisnahen Ansatz: Es bietet klare Definitionen zur Orientierung, konkrete Fallbeispiele und umsetzbare Handlungsstrategien.

Wie ist dieses Buch aufgebaut?

Das Buch gliedert sich in drei Hauptbereiche:

Teil 1: Theoretische Grundlagen
Wir beginnen mit grundlegenden Konzepten: Was ist Gewalt? Welche Formen gibt es? Wer ist betroffen, wer übt Gewalt aus? Dabei beleuchten wir auch

die gesellschaftlichen Rahmenbedingungen und erklären, warum sexualisierte Gewalt vor allem ein Machtphänomen ist. Die ethischen und rechtlichen Grundlagen schaffen Klarheit über Verantwortlichkeiten und Handlungspflichten.

Teil 2: Sexualisierte Gewalt im Fokus
Im Hauptteil vertiefen wir das Thema sexualisierte Gewalt: Wir analysieren spezifische Formen und Risikofaktoren. Wichtige Querschnittsthemen wie Nähe und Distanz, transkulturelle Aspekte und die besondere Situation von LGBTQIA+-Personen werden differenziert betrachtet.

Besonders praxisnah wird es in den Perspektiven aus unterschiedlichen Versorgungssettings: Expert:innen aus Psychiatrie, Langzeitpflege, Akutpflege, Behindertenhilfe, Pädiatrie, ambulanter Pflege und der theoretischen Ausbildung teilen ihre Erfahrungen, Herausforderungen und Lösungsansätze. Dabei werden reale Situationen aus dem Arbeitsalltag aufgegriffen – ohne voyeuristische Darstellung, aber mit der nötigen Deutlichkeit.

Ergänzend widmen wir uns der sekundären Traumatisierung von Fachpersonen und zeigen Wege der kollegialen Begleitung auf.

Teil 3: Prävention und Intervention
Der dritte Teil bietet konkrete Präventionsstrategien und Interventionsmöglichkeiten. Wie können Einrichtungen wirksame Gewaltschutzkonzepte entwickeln? Wie erkenne ich Warnsignale? Wie reagiere ich in Grenzsituationen? Wie kann ich mich selbst schützen?

Außerdem finden Sie praktische Materialien, wie Checklisten für den Arbeitsalltag, Reflexionsfragen zur Selbsteinschätzung, Handlungsleitfäden für Krisensituationen sowie Hinweise auf Beratungsstellen und weiterführende Literatur.

Was möchten wir erreichen?

Mit diesem Buch verfolgen wir mehrere Ziele:

Sensibilisierung: Wir möchten Fachpersonen befähigen, sexualisierte Gewalt überhaupt wahrzunehmen. Viele Übergriffe werden bagatellisiert oder nicht als solche erkannt. Eine geschärfte Wahrnehmung ist der erste Schritt zur Prävention.

Enttabuisierung: Sexualisierte Gewalt darf kein Tabuthema mehr sein. Nur wenn wir offen darüber sprechen, können wir Betroffene schützen und gewaltausübende Personen stoppen. Dieses Buch soll Mut machen, Missstände anzusprechen und Hilfe zu holen.

Handlungssicherheit: In grenzüberschreitenden Situationen braucht es klare Handlungsstrategien. Wir vermitteln praxiserprobte Konzepte, die im Arbeitsalltag direkt anwendbar sind – vom Umgang mit übergriffigem Verhalten bis zur Implementierung von Schutzkonzepten.

Selbstschutz: Auch Fachpersonen sind gefährdet und verdienen Schutz. Wir thematisieren offen, wie belastend der Umgang mit sexualisierter Gewalt sein kann und zeigen Wege zur Selbstfürsorge und kollegialen Unterstützung.

Strukturelle Veränderung: Wirksamer Gewaltschutz braucht mehr als individuelle Kompetenz – er erfordert organisationale Rahmenbedingungen. Wir zeigen auf, wie Einrichtungen eine Kultur der Achtsamkeit und des Respekts etablieren können.

Ein Wort zu unserer Haltung

Dieses Buch ist aus der Überzeugung heraus entstanden, dass jeder Mensch das Recht auf körperliche und sexuelle Selbstbestimmung hat – unabhängig von Hilfe- und Pflegebedürftigkeit, Alter, kognitiven Fähigkeiten oder Herkunft. Zugleich wissen wir, dass die Pflegepraxis komplex ist: Körpernahe Pflege erfordert Berührungen, die Grenzen zwischen professioneller Nähe und Distanz sind oft fließend, und nicht jede Grenzverletzung geschieht in böser Absicht.

Uns geht es nicht um Schuldzuweisungen oder Misstrauenskultur. Vielmehr möchten wir einen differenzierten, professionellen Umgang mit einem schwierigen Thema ermöglichen. Dazu gehört auch die Einsicht, dass Gewaltschutz niemals vollständig sein kann – aber wir können und müssen alles tun, um sexualisierte Gewalt so weit wie möglich zu verhindern und Betroffenen bestmögliche Unterstützung zu bieten.

Dank

Dieses Buch ist das Ergebnis der Expertise und des Engagements vieler Menschen. Unser besonderer Dank gilt allen Autor:innen, die ihre fachliche Kompetenz und praktischen Erfahrungen eingebracht haben. Wir danken den Fachpersonen, die uns Einblick in ihre Arbeitsrealität gewährt haben, und den Betroffenen, die den Mut hatten, ihre Geschichten zu teilen – auch wenn diese aus Gründen des Schutzes anonymisiert werden mussten.

Wir wünschen allen Lesenden aufschlussreiche Erkenntnisse, praktische Impulse und den Mut, für gewaltfreie Pflege einzustehen.

Markus Witzmann, Hanna Batzoni und Christoph Müller

1 Gewalt in der Pflege – Theoretische Grundlagen

Hanna Batzoni, Markus Witzmann & Katja Stoppenbrink

Frau M., 84 Jahre alt, ist nach einem Sturz pflegebedürftig geworden und kann nicht mehr allein leben. Ihre Familie erwägt die Aufnahme in ein nahegelegenes Pflegeheim. Aus Medienberichten wissen die Angehörigen, dass es dort bereits zu Gewalt durch Pflegepersonen gegenüber Bewohner:innen gekommen ist. Die Familie steht vor der Frage, ob sie Frau M. diesem Risiko aussetzen darf oder ob sie trotz begrenzter eigener Ressourcen eine andere Lösung finden muss. M. selbst äußert den Wunsch, nicht „zur Last zu fallen", und ist grundsätzlich mit einem Umzug einverstanden. Was tun?

Einleitung

Das in der Fallvignette beschriebene Entscheidungsproblem lässt sich als ethischer Konflikt beschreiben. Ethik bezeichnet die wissenschaftlich-fachliche Auseinandersetzung mit Fragen der Moral – im Kern um Anforderungen und Bedingungen verantwortlichen Handelns gegenüber anderen Menschen. Pflegepersonen üben eine ethisch besonders anspruchsvolle Tätigkeit aus, da es zentral um den Umgang mit anderen – zumal krankheitsbedingt vulnerablen – Personen geht. Zu einem professionellen Selbstverständnis gehört daher das Bewusstsein um die ethische Verantwortung sowie die Bereitschaft zur selbstkritischen Überprüfung des eigenen Handelns.

Gewalt in der Pflege ist ein bedeutsames und vielschichtiges Phänomen, das alle Beteiligten betrifft – Mitarbeitende, Klient:innen, Zu- und Angehörige sowie externe Dienstleister:innen (u. a. Batzoni et al., 2021; Heislbetz et al., 2023).

Dieser Beitrag befasst sich mit dem Gewaltbegriff, möglichen Formen, Ursachen, Folgen sowie ethischen Implikationen und Präventionspflichten.

Gewaltbegriff und Formen von Gewalt

Während Gewalt historisch vor allem als physische Gewalt verstanden wurde, ist es erst im zwanzigsten Jahrhundert zu einem weiten Verständnis gekommen (Müller-Salo, 2018). Der Begriff der Gewalt ist ein sog. „dichter Begriff" (thick concept), der zugleich beschreibenden und bewertenden Gehalt besitzt. Die normative Bewertung - gewaltsame Handlungen sind als moralisch falsch zu verurteilen - wohnt dem Ausdruck bereits inne. Wie Ritzi (2022, 23) treffend formuliert: „Auch legitimierte Gewalt bleibt Gewalt."

Die Weltgesundheitsorganisation (WHO) definiert Gewalt als den absichtlichen Gebrauch von angedrohtem oder tatsächlichem körperlichem Zwang oder physischer Macht gegen die eigene oder eine andere Person, der entweder konkret oder mit hoher Wahrscheinlichkeit zu Verletzungen, Tod, physischen Schäden, Fehlentwicklung oder Deprivation führt (Krug et al., 2002; WHO, 2014). Das heißt Gewaltausübung ist immer auch mit der Durchsetzung von Macht verbunden. Gewalt gegen ältere Menschen bestimmt die WHO zudem als eine einmalige oder wiederholte Handlung oder das Unterlassen einer angemessenen Handlung innerhalb einer Vertrauensbeziehung, die einer älteren Person Schaden oder Leid zufügt. Körtner (2022, 82) hält fest, dass „es keinen allgemein akzeptierten Gewaltbegriff [gibt]" - dennoch wird die WHO-Definition als weithin geteilter Bezugspunkt genutzt.

Formen von Gewalt im Kontext der Pflege

Im Kontext der Gesundheitsversorgung tritt Gewalt in folgenden, oftmals nicht unabhängig voneinander auftretenden Formen auf (u. a. Batzoni et al., 2021; Heislbetz et al., 2023; Lux et al., 2025):

- **Physische Gewalt**, z. B. grob anfassen, nicht genehmigte freiheitsentziehende Maßnahmen (FEM), schlagen, schubsen.
- **Psychische und verbale Gewalt**, u. a. demütigen, ignorieren, schreien, verbaler Zwang zu Maßnahmen.
- **Sexualisierte Gewalt**, z. B. Verletzung von Intimsphären, sexualisierte Andeutungen. Die WHO unterscheidet drei Arten: mit Geschlechtsverkehr, mit Körperkontakt (ohne Geschlechtsverkehr) und ohne Körperkontakt (WHO, 2014).
- **Finanzielle Ausbeutung**, z. B. unbefugt über Vermögen verfügen, Geld oder Wertgegenstände entwenden.

- **Vernachlässigung**, bspw. schlecht pflegen oder versorgen, menschliche Bedürfnisse missachten. Auch ein Nichtstun kann als Gewalt aufgefasst werden, wenn es pflichtwidrige Unterlassung gebotener Pflegehandlungen darstellt.
- **Interne und externe strukturelle Gewalt**, u. a. fehlende Trennung von Lebensräumen, Anpassungsdruck, problematische Rahmenbedingungen.
- **Digitale Gewalt**[3] umfasst Handlungen, bei denen Menschen mithilfe digitaler Mittel überwacht, bedroht, belästigt oder kontrolliert werden – etwa durch Cyberstalking, Doxing oder missbräuchliche Nutzung von Geräten und Apps. Sie ist oft eine Fortsetzung realer Gewalt und kann Betroffene massiv einschränken, einschüchtern oder isolieren (Bundesamt für Sicherheit in der Informationstechnik, 2025).

Auch von kultureller und symbolischer Gewalt (Bourdieu et al., 1970) lässt sich sinnvoll sprechen. Goffman (1973 [1961]) spricht von „totalen Institutionen", in denen alle Lebensbereiche einem bestimmten Regime unterworfen sind und Selbstbestimmung kaum möglich ist. Solche Institutionen sind mit Menschen- und Patient;innenrechten nach heutigem Verständnis unvereinbar (Bergemann, 2022).

Das Gewaltdreieck nach Galtung

Die Komplexität von Gewalt wird durch das Gewaltdreieck von Johann Galtung (1975) verdeutlicht, dass drei miteinander verknüpfte Formen unterscheidet:
- **Personale (direkte) Gewalt** geht unmittelbar von Personen aus (z. B. Vernachlässigung, körperliche oder psychische Gewalt).
- **Strukturelle (indirekte) Gewalt** entsteht durch gesellschaftliche bzw. institutionelle Rahmenbedingungen.

3 Im weiteren Verlauf wird digitale Gewalt unter dem Oberbegriff der psychischen Gewalt eingeordnet. Den Herausgeber:innen ist jedoch bewusst, dass digitale Gewalt eine eigenständige, wachsende und keinesfalls zu unterschätzende Form von Gewalterfahrung darstellt, die in ihrer Bedeutung kontinuierlich zunimmt.

- **Kulturelle Gewalt** versucht direkte und indirekte Gewalt zu rechtfertigen oder legitimieren (vgl. Batzoni et al., 2021; Heislbetz et al., 2023; Hirsch, 2018).

„Während sich die personale Gewalt direkt und im aktuellen Geschehen abspielt, so wirken strukturelle und kulturelle Gewalt indirekt und weniger greifbar. Die einzelnen Komponenten der Gewalt-Triade beeinflussen sich wechselseitig […]" (Batzoni et al., 2021).

Diskriminierung als Form struktureller Benachteiligung

Diskriminierung bedeutet die „ungerechtfertigte Ungleichbehandlung aufgrund [von Merkmalen wie] ethnischer Herkunft, Geschlecht, Religion, Behinderung, Alter oder sexueller Orientierung" (Die Beauftragte der Bundesregierung für Migration, Flüchtlinge und Integration, 2026). Sie steht in engem Zusammenhang mit struktureller und kultureller Gewalt. Zu unterscheiden sind u. a.: Altersdiskriminierung (Antidiskriminierungsstelle des Bundes, 2025), Diskriminierung aufgrund von Behinderung (Maskos, 2023), aufgrund ethnischer Herkunft (Rassismus, Antisemitismus) sowie aufgrund des Geschlechts oder der sexuellen Identität. Wirken mehrere Merkmale zusammen, spricht man von intersektionaler Diskriminierung (Antidiskriminierungsstelle des Bundes, 2025).

Gewaltausübende, gewalterlebende Personen und Prävalenz

Im Kontext der Pflege können alle Beteiligten Gewalt ausüben und/oder erleben: Mitarbeitende, Klient:innen und Zu- und Angehörige, auch untereinander (Batzoni et al., 2021; Heislbetz et al., 2023). Machtasymmetrien begünstigen Gewalt: Gegenüber Weisungsgebundenen spricht man von vertikaler, unter Gleichgestellten von lateraler Gewalt (Monteverde, 2025). Viele Berufsanfänger:innen erleben Mobbing oder Schikanen, ohne diese als solche zu erkennen (Rosi et al., 2020; Mammen et al., 2023). Ältere Menschen in Pflegeeinrichtungen sind aufgrund körperlicher, kognitiver und sprachlicher Einschränkungen besonders exponiert und schutzbedürftig (Filbert, 2018; Zenz, 2018).

Geht Gewalt von Patient:innen aus, ist zu prüfen, ob diese indikationsbedingt begünstigt wird. Für Pflegepersonen ist es oft schwer zu entscheiden, wie Gewaltverhalten von Pflegebedürftigen einzustufen ist – Copeland & Arnold (2021) beschreiben dies als „moralisches Dilemma der Interpretation von Gewalt am Arbeitsplatz".

Die Prävalenzraten von Gewalt unterliegen einer breiten Streuung und sind aufgrund unterschiedlicher Forschungsansätze schwer vergleichbar. Die Dunkelziffer gilt als sehr hoch. Ausgewählte Daten:

- Gewalt durch Bewohner:innen gegen Mitarbeitende in der stationären Langzeitpflege: 21,1–68,9 % (u. a. Hirt et al., 2022; Yon et al., 2019; Codina et al., 2024)
- Gewalt durch Mitarbeitende gegen Bewohner:innen (gewaltformübergreifend): 5–79 % (Hirt et al., 2022)
- Psychische Gewalt durch Mitarbeitende: 4–99 %; physische Gewalt: < 1 bis 93 % (Hirt et al., 2022)
- In den USA: 24 % aller Registered Nurses berichten physische Gewalt, 43 % andere Gewaltformen (Chackal & Mitchell, 2025)
- In Deutschland hat ca. die Hälfte der 1.900 befragten Fachkräfte körperliche Gewalt erfahren, etwa 80 % verbale Übergriffe (BGW, 2012; Batzoni et al., 2021; Heidrich et al., 2019)

Ursachen und Risikofaktoren

Gewaltereignisse sind komplexe und multidimensionale Phänomene; ihre Ursachen sind multifaktoriell, entstehen häufig über längere Zeiträume und sind nicht vorhersehbar (Bogerts, 2021; Kienzle et al., 2020). Gewalt entsteht meist aus der Summe verschiedener Faktoren; das Überschreiten von Belastungsgrenzen führt zum vorübergehenden Wegfall von Hemmschwellen. Zu den Ursachen von Gewalt zählt weniger die Absicht, eine Person zu verletzen – selbst bei sexualisierter Gewalt geht es der ausübenden Person in erster Linie um anderes, z. B. Machtausübung (Büthe, 2019). Wesentliche Risikofaktoren sind:

- Stressbelastung, Überforderung sowie individueller Belastungsfaktoren (beruflich/familiär)

- Gefühl mangelnder Autonomie & Mitbestimmung, Zeitdruck und Personalmangel
- Interaktions- und Kommunikationsmuster
- Krankheitsbedingte Verhaltensänderungen, Hilflosigkeit, Angst oder Verzweiflung

Gewalterfahrungen – Erleben und Wahrnehmung

Gewalterfahrungen werden von den Betroffenen häufig nicht sofort als solche erkannt oder benannt. Gerade in Pflegebeziehungen, die von Abhängigkeit, Nähe und Vertrauen geprägt sind, fällt die Einordnung von Übergriffen oft schwer. Betroffene empfinden Scham, Schuldgefühle oder haben Angst vor negativen Konsequenzen, wenn sie Gewalterlebnisse offenbaren. Auch Pflegepersonen nehmen Gewalt – insbesondere ausgehend von Pflegebedürftigen – nicht immer als solche wahr oder bagatellisieren Übergriffe als „krankheitsbedingt". Dies führt dazu, dass Gewaltphänomene häufig unbenannt, ungemeldet und damit unsichtbar bleiben – was die ohnehin hohe Dunkelziffer weiter erhöht.

Folgen für Betroffene und Klient:innen

Gewalterfahrungen können kurz-, mittel- und langfristige Folgen haben. Für pflegebedürftige Personen, die oft ohnehin in einer vulnerablen Lebenssituation sind, können die Auswirkungen besonders gravierend sein (Nau et al., 2019; Rövenkamp-Wattendorf, 2020):

- körperliche Verletzungen und Schmerzen, im schlimmsten Fall mit dauerhaften gesundheitlichen Beeinträchtigungen
- Angst, Furcht und ein dauerhaftes Gefühl der Unsicherheit in der Pflegebeziehung
- Schuldgefühle und (Selbst-)Vorwürfe
- Rückzug, sozialer Isolation und Verlust von Vertrauen in Pflegepersonen oder Institutionen
- depressive Verstimmungen und Depressionen

- Schlafstörungen, Albträume und weitere psychosomatische Beschwerden
- Beziehungsstörungen
- Suizidalität, insbesondere bei wiederholten oder schwerwiegenden Gewalterfahrungen

Besonders vulnerable Gruppen – wie Menschen mit demenziellen Erkrankungen oder kognitiven Einschränkungen – können Gewalterfahrungen häufig nicht verbalisieren, was das Erkennen und Intervenieren zusätzlich erschwert.

Folgen für Pflegepersonen

Auch Pflegepersonen, die Gewalt erleben oder ausüben, sind von teils erheblichen Folgen betroffen. Für Pflegepersonen, die selbst Opfer von Gewalt werden, können die Folgen sein: Burnout, Unzufriedenheit im Beruf und die Aufgabe des Pflegeberufs; hier auch mit dem Fokus auf Berufsanfänger:innen (Stafford et al., 2022; Weaver, 2013). Darüber hinaus können eigene Gewalterfahrungen im beruflichen Kontext zu emotionaler Erschöpfung, einer verminderten Empathiefähigkeit sowie zu erhöhter Fehlerhaftigkeit in der Pflege führen. Frustration und Aggression können sich aufstauen und – wenn keine geeigneten Unterstützungs- oder Entlastungsstrukturen vorhanden sind – selbst zur Ursache von Gewalt gegenüber Pflegebedürftigen werden.

Langzeitfolgen und gesellschaftliche Folgen

Neben den unmittelbaren individuellen Folgen hat Gewalt in der Pflege auch weitreichende gesellschaftliche Konsequenzen. Auf institutioneller Ebene kann ein mangelndes Gefühl von Sicherheit das Vertrauen in Pflegeeinrichtungen insgesamt schädigen. Langfristig kann wiederholte Gewalt bei Betroffenen zu posttraumatischen Belastungsstörungen (PTBS) führen. Auf gesellschaftlicher Ebene verursacht Gewalt in der Pflege erhebliche Folgekosten, etwa durch höheren Behandlungsbedarf, Frühverrentung von Pflegepersonen oder erhöhte Fluktuation in Pflegeberufen – was den ohnehin bestehenden Fachkräftemangel weiter verschärft. Eine Auseinandersetzung mit Gewalt in der Pflege ist daher nicht nur eine ethische, sondern auch eine sozialpolitische Notwendigkeit.

Ethische Perspektive und Präventionspflichten

Gewalt ist moralisch zu verurteilen und ethisch nicht vertretbar. Aus der ethischen Beurteilung von Gewalt ergeben sich wichtige institutionenethische Implikationen: Neben individuelle treten institutionelle Präventionspflichten. Gewalt zu vermeiden, ist nicht nur Anforderung an das individuelle Verhalten von Pflege(fach)personen, sondern zugleich Aufgabe aller Institutionen, die Pflege anbieten oder organisieren. Im Fall M. sollten sich Frau M. und ihre Angehörigen daher umfänglich informieren: Handelt es sich um Einzelfälle? Gibt es aktuelle Prüfberichte? Welche Schutzkonzepte und Beschwerdestrukturen existieren?

Fazit

Gewalt in der Pflege ist ein multidimensionales Problem, das alle Beteiligten betrifft. Eine breite Sensibilisierung, strukturelle Veränderungen und gezielte Präventionsmaßnahmen sind notwendig, um eine gewaltfreie Pflege zu ermöglichen. Professionellen Standards genügende Pflege bezieht dabei stets die pflegeethischen Dimensionen ein.

Reflexionsfragen

- Welche Formen von Gewalt können im Kontext der Gesundheitsversorgung auftreten?
- Was ist der Unterschied von personaler, struktureller und kultureller Gewalt?
- Überlegen Sie, welche Diskriminierungsformen Ihnen bereits in Ihrem schulischen und/oder beruflichen Kontext begegnet sind und welche Möglichkeiten Sie kennen, diesen zu begegnen.
- Von wem kann Gewalt ausgeübt und/oder erlebt werden?

1.1 Ethische Perspektiven auf Gewalt: Werte und Prinzipien, Menschenwürde und Menschenrechte

Katja Stoppenbrink

Aus ethischer Perspektive ist Gewalt in vielen Hinsichten problematisch. Naheliegend ist das Verständnis von Gewalt als Eingriff in die körperliche oder seelische Unversehrtheit. Damit verstößt Gewalt gegen das Nichtschadensprinzip („primum non nocere“) und das Fürsorge- und Wohltätigkeitsprinzip (beneficence), dass das Patient:innenwohl als oberstes Gebot ausweist (siehe hierzu auch Kapitel 2.3).).

Fall M.: Fürsorge- und Nichtschadensprinzip
Die Familie möchte Frau M. gut versorgt wissen, hat aber begrenzte eigene Ressourcen. Die Be- und Überlastung pflegender Angehöriger ist eine typische Ursache von Pflegefehlern. Sicherheit und Schadensvorsorge sprechen für einen Umzug ins Pflegeheim (Dimension der Schadensvermeidung).

Während in der Vergangenheit primär die Patient:innensicherheit im ethischen Fokus stand, ist das Risiko von Schädigungen von Pflegepersonen nicht weniger ernst zu nehmen. Gewalt am Arbeitsplatz kann Angst, Depressionen, Schlafstörungen und Traumata verursachen (vgl. Arnetz et al., 2024) und führt zu moralischer Belastung (moral distress, vgl. Jansen et al., 2020; Riedel et al., 2022), die sich langjährig zu „moraliärer Verletzung“ (moral injury; Beadle et al., 2024) verschärfen kann – mit negativen Folgen für Patient:innensicherheit und Pflegequalität.

Schon aus begrifflichen Gründen ist Gewalt mit Zwang verbunden, der freie Selbstbestimmung verhindert. Damit ist stets das Prinzip der Autonomie betroffen – in allen möglichen Relationen von Gewalt (vgl. Chackal & Mitchell, 2025). Wie Autonomieachtung konkret in Pflegesituationen – insbesondere bei intimen Pflegehandlungen – umzusetzen ist (siehe hierzu auch Kap. 2.2.1).

Fall M.: Fragen der Autonomie
Frau M. ist einwilligungsfähig. Beruht ihr Einverständnis mit dem Umzug auf einer freien und informierten Einschätzung oder liegt sozialer Druck vor – möglicherweise antizipiert oder internalisiert? Wie kann ein klärendes Gespräch innerhalb der Familie geführt werden?

Gewalt verstößt gegen Grundsätze der Gleichbehandlung und damit der Gerechtigkeit im Sinne von Nichtdiskriminierung. Das Gerechtigkeitsprinzip verlangt eine individuell angemessene Behandlung; die notorische Zurücksetzung einer Person kann als Gewalt interpretiert werden. Solidarität unter Pflegepersonen (Prainsack & Buyx, 2011), systematische Dokumentation von Vorkommnissen sowie die Vermeidung epistemischer Ungerechtigkeit (Fricker, 2023) fallen ebenfalls darunter (vgl. Chackal & Mitchell, 2025). Zu strukturellen Machtdynamiken und Ungerechtigkeiten in Pflegebeziehungen.

Gewalt berührt stets die Menschenwürde der Betroffenen. Kant folgend verlangt Menschenwürde Respekt vor der Selbstbestimmung jedes Menschen und seine Anerkennung als Eigenwert und Person („Handle so, daß du die Menschheit … jederzeit zugleich als Zweck, niemals bloß als Mittel brauchst." Kant, 1978 [1785]:429). Daraus ergibt sich Schutz vor Erniedrigung, Demütigung und Diskriminierung; Gewalt betrifft immer beide Dimensionen der Menschenwürde. Zur Bedeutung von Menschenwürde und Vulnerabilität in Pflegebeziehungen (siehe hierzu auch Kap. 4).

Fallbeispiel: Menschenwürde
Werden Windeln nicht, zu spät oder unangemessen gewechselt, stellt dies in mehreren Hinsichten eine Gewalthandlung dar: Die Intimsphäre ist betroffen, Scham und Demütigung können ausgelöst werden – auch ohne Zeugen. Die Person wird, wie eine Sache behandelt und in ihrer Selbstachtung missachtet. Damit sind beide Dimensionen der Menschenwürde betroffen. Zu sexualisierten Aspekten solcher Grenzverletzungen vgl. Kap. 2.

Gewalt kann auch verbal vermittelt werden, z. B. durch respektlose oder verletzende Sprache (Staudacher, 2015) oder Körpersprache. Konkrete Formen verbaler und nonverbaler Übergriffe werden in Kap. 3 anhand von Praxisbeispielen illustriert. Angemessene Selbstverteidigung als verhältnismäßige Notwehr kann, gerechtfertigt sein, bleibt aber „Gewalt“. In der Pflege stellt sich diese Herausforderung insbesondere bei Gewalt von Patient:innen mit Demenz. Maßgeblich bleibt ein Null-Toleranz-Ansatz, wie ihn aktuelle Ethikkodizes vorsehen.

Gewaltverbote in Ethikkodizes

Der Code of Ethics der American Nursing Association (ANA, 2025) thematisiert Gewaltfreiheit in mehreren Vorschriften, darunter insbesondere in den Abschnitten 2.4, 4.2 und 5.1. So heißt es dort:

Unsichere Verhaltensweisen oder Handlungen dürfen nicht toleriert werden und müssen zeitnah angesprochen werden, um die Sicherheit wiederherzustellen und die sichere Teilnahme der Patient:innen an der Gesundheitsversorgung zu ermöglichen. [Unsafe behaviors or actions must not be tolerated and must be addressed in a timely manner to restore safety and to help the patient safely participate in healthcare encounters.]

Auch der Code of Ethics for Nurses des International Council of Nurses (ICN, 2021) verlangt die Schaffung eines gewaltfreien Arbeitsumfelds für Pflegepersonen. Diese setzen sich für Arbeitsumgebungen und -bedingungen ein, die frei sind von Missbrauch, Belästigung und Gewalt. (ICN, 2021: 15, dt. Fassung der Ausführungen zu den Elementen Nr. 2)

Dieses ethische Dilemma lässt sich mit Tendenzregeln für den Einsatz von „wohltätigem Zwang“ als ultima ratio (Deutscher Ethikrat, 2024) abmildern. Die vier prima facie-Prinzipien nach Beauchamp & Childress (2019) — Autonomie, Fürsorge, Schadensvermeidung und Gerechtigkeit — bieten einen strukturierten Rahmen für moralische Entscheidungen in der Pflege; sie gelten zunächst gleichrangig und können je nach Situation miteinander in Konflikt geraten. Ergänzt wird dieser Rahmen durch die Methode des Überlegungsgleichgewichts (*reflective equilibrium*) nach Rawls (1971), bei der moralische Urteile zu konkreten Fällen und allgemeine ethische Grundsätze wechselseitig aufeinander abgestimmt werden, bis ein möglichst widerspruchsfreies Gesamtbild entsteht (Querverweis, Kapitel 2.3). Die moralische Fallbeurteilung erfolgt dabei durch eine situationsbezogene Spezifizierung und Gewichtung der prima facie-Prinzipien, ohne dass eines davon grundsätzlich Vorrang beanspruchen kann. Ziel ist es vielmehr, konfligierende Anforderungen — insbesondere zwischen Autonomie, Fürsorge und Schadensvermeidung — im konkreten Versorgungssetting möglichst weitgehend zugleich zu berücksichtigen. Das Überlegungsgleichgewicht dient hierbei als Rechtfertigungsmethode, indem pflegefachliche Erfahrung, wohlüberlegte moralische Intuitionen sowie institutionelle und rechtliche Rahmenbedingungen iterativ auf Kohärenz geprüft werden. Eine ethisch verantwortliche Entscheidung nimmt die relationalen Aspekte von Pflege, die besondere Vulnerabilität der Betroffenen sowie strukturelle Ursachen von Zwang in den Blick und schöpft weniger eingriffsintensive Alternativen vorrangig aus. Die Priorität gilt stets der Prävention von Gewalt.

Fall M.: Entscheidung unter Risiko
Frau M. und ihre Familie müssen Alternativen abwägen. Die Familie sollte Qualitätsberichte anfordern, Schutzkonzepte erfragen und die Einrichtung besichtigen. Die Entscheidung sollte gemeinsam mit Frau M. getroffen werden (relationale Autonomie). Regelmäßige Besuche helfen, die Situation zu beobachten und Risiken zu minimieren.

Schlussfolgerungen und institutionenethische Implikationen: Individuelle und institutionelle Präventionspflichten

Aus all dem ergibt sich: Gewalt ist zu verhindern!

Unbedingte Priorität hat Prävention. Es geht um strategische Handlungspläne auf institutioneller Ebene, präventive Maßnahmen wie das Einüben von Deeskalationstechniken und eine umfassende Sensibilisierung bei allen Beteiligten.

Der ICN-Kodex adressiert die institutionelle Ebene: Führungskräfte „entwickeln Richtlinien für Probleme am Arbeitsplatz wie Mobbing, Gewalt, sexuelle Belästigung, Erschöpfung“ (ICN, 2021: 18). Ruelius betont: „Es handelt sich in keinem Fall um rein individualethische Verpflichtungen, sondern um die Prägung einer Unternehmenskultur“ (2017: 162).

Die generelle Gewaltpräventionspflicht richtet sich an Individuen wie Institutionen auf mehreren Ebenen: strukturell-institutionell, begrifflich-epistemisch, edukativ-praktisch und korrektiv-kommunikativ.

Pflegepersonen müssen bereits in der Ausbildung sensibilisiert werden. Moralische Belastung und Selbstfürsorge (self-care) bedürfen in Forschung wie Praxis deutlich mehr Aufmerksamkeit. Sexualisierter Gewalt als eigenem Themenfeld – mit spezifischen Schutzkonzepten, Meldeverfahren und ethischen Orientierungsrahmen – ist besondere Aufmerksamkeit zu widmen (siehe hierzu auch Kap. 1.2).

1.2 Übergeordnete Präventionsstrategien

In den folgenden beiden Kapiteln werden übergeordnete Präventionsstrategien vorgestellt, die eine grundlegender Orientierung bieten sollen. Sie greifen zentrale Perspektiven auf – wie die Unterscheidung zwischen primärer, sekundärer und tertiärer Prävention sowie zwischen Verhaltens- und Verhältnisprävention – und beschreiben Komponenten, die für verschiedene Versorgungskontexte relevant sind.

Die settingspezifischen Kapitel vertiefen diese Grundlagen anschließend und übertragen sie auf die jeweiligen fachlichen Anforderungen, Zielgruppen und Arbeitsbedingungen.

1.2.1 Präventionsebenen und -dimensionen sowie Gewaltschutzkonzepte

Roy Limpert & Hanna Batzoni

Dieses Kapitel beschäftigt sich mit der Thematik des Gewaltschutzes in Gesundheits- und Pflegeeinrichtungen. In der Praxis dienen dazu einrichtungsspezifische Gewaltschutzkonzepte. Ziel des Kapitels ist es, den Leser:innen grundlegende Informationen zur Thematik bereit zu stellen. Obwohl der einrichtungsspezifische Gewaltschutz primär in der Verantwortung der Organisation und deren Führungskräften liegt (Staudhammer, 2018), ist es für alle beteiligten Personengruppen, ob Mitarbeitende, Klient:innen, etc. von großer Bedeutung, Kenntnis zu einrichtungsinternen gewaltpräventiven Strukturen zu besitzen. Dies dient in erheblichem Maße der Sicherheit sowie, im Fall der Fälle, einer souveränen Handlungsweise (Heidrich et al., 2019; Jungnitz et al., 2017).

Gewaltschutzkonzepte sind als fortlaufender und konsequenter Prozess im Sinne der Organisationsentwicklung zu verstehen. Sie umfassen eine Vielzahl von ineinandergreifenden und sich ergänzenden Maßnahmen. Es handelt sich also um ein systematisches und modular aufgebautes Schutzkonzept, welches spezifisch auf die jeweiligen Strukturen und Bedarfe der Organisation ausgerichtet ist (u. a. Heimann & Fritzsche, 2023; Oppermann et al., 2020). Wichtig hierbei ist es, dass diese Schutzkonzepte einen umfassenden gewaltpräventiven Ansatz verfolgen, wie in Abb. 1 dargestellt. Dies beinhaltet ein grundlegend weites Gewaltverständnis unter Berücksichtigung aller Dimensionen und Formen von Gewalt.

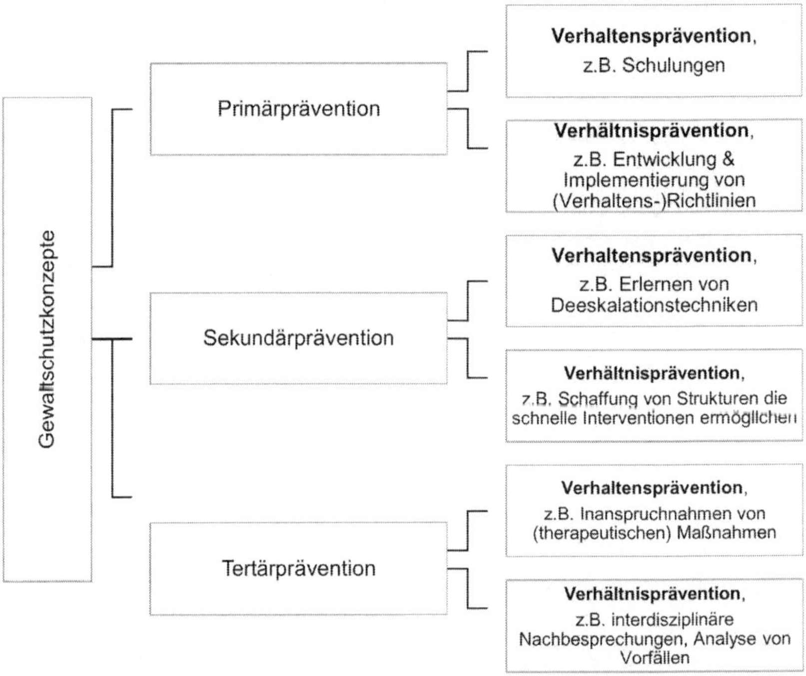

Abbildung 1: Präventionscharakteristika von Gewaltschutzkonzepten (Quelle: Witzmann, Batzoni, Limpert & Hölscher – eigene Darstellung, 2025)

Wie Abb. 1 verdeutlicht, beinhalten ganzheitliche Gewaltschutzkonzepte anhaltende Aktivitäten auf allen Ebenen der Gewaltprävention. Dies bedeutet auf:

- Ebene der Primärprävention: Maßnahmen und Aktivitäten, welche darauf ausgerichtet sind, Gewaltereignisse im vornherein zu verhindern. Dies beinhaltet im Vornherein eine systematische Analyse zur Identifikation vorhandener Risiko- und Schutzfaktoren;
- Ebene der Sekundärprävention: Maßnahmen und Aktivitäten, welche ein frühzeitiges Erkennen von potenziell anstehenden Gewaltereignissen ermöglichen sowie Maßnahmen zur akuten Intervention bei deren Eintreten. Ziele hierbei sind auch eine Eskalation der jeweiligen Situation zu verhindern sowie maximal gewaltfreie (zwangsreduzierte) Interventionen anzuwenden;
- Ebene der Tertiärprävention: Maßnahmen und Aktivitäten, welche dazu dienen, die Folgen von Gewaltereignissen für die Betroffenen zu minimieren und im Sinne einer Wiederholungsprophylaxe Maßnahmen, die das Risiko für das Entstehen eines erneuten Gewaltereignisses maximal reduziert. Hierunter fallen im Besonderen Nachbesprechungen mit allen Beteiligten, der Evaluation angewandter Interventionen und Handlungsverfahren sowie alle (therapeutischen) Aktivitäten zur Unterstützung der Betroffenen aber auch Maßnahmen im (rehabilitativen) Umgang mit den Gewalt Ausübenden (u. a. Walter et al. 2019).

Gleichzeitig beinhaltet dies, dass auf jeder Präventionsebene, die Ansätze von Verhaltens- und Verhältnisprävention berücksichtigt werden sollten.

Verhaltensprävention bezieht sich hierbei auf alle Aktivitäten, welche darauf ausgerichtet sind, das Verhalten von Personen oder Personengruppen zu ändern. Ziele sind eine positive Einflussnahme auf personenbedingte Risikofaktoren sowie von Verhaltensmustern, bspw. durch Aufklärung und Schulung.

Verhältnisprävention dagegen umfasst alle Aktivitäten, welche eine Optimierung der vorhandenen Rahmenbedingungen umfassen. In Gesundheits- und Pflegeeinrichtungen können dies bspw. Veränderungen in der Wohnatmosphäre und den baulichen Gegebenheiten, klare und eindeutige Verfahrensrichtlinien oder die Anpassung und Verteilung der personellen Ressourcen (Qualität und Quantität) sein. Beide Ansätze erfüllen den Zweck, die Risiken für Gewaltereignisse und die Folgen von Gewaltereignissen zu minimieren (Witzmann et al., 2025, Walter et al. 2019).

Institutionelle Gewaltschutzkonzepte haben u. a. die Ziele:

- Handlungssicherheit in kontextbezogenen Gefahrensituationen sowie in deren Aufarbeitung herzustellen;
- die Sicherheit und den Schutz vor Gewalt für alle Personen, welche mit der Einrichtung in Kontakt sind, zu gewährleisten;
- Gewaltereignisse im vornherein zu verhindern;
- das Thema Gewalt zu enttabuisieren und die Menschen dafür zu sensibilisieren;
- Qualitätssicherung und -entwicklung;
- Rechtssicherheit und Garantenpflicht der Einrichtung (u. a. Heidrich et al., 2019; Jungnitz et al., 2017).

Zusammenfassend können sich Gewaltschutzkonzepte wie folgt beschreiben lassen:

> „Gewaltschutzkonzepte sind systematische Strategien und Maßnahmen, die darauf abzielen, Gewalt zu verhindern, betroffene Personen zu schützen und ein sicheres Arbeits- und Lebensumfeld in Einrichtungen zu schaffen." (Witzmann et al., 2025, S. 10).

Hintergrund, Relevanz und rechtliche Einordnung

Verfolgt man die öffentlich-mediale Berichterstattung, so scheint die Thematik von Gewalt im Kontext der Gesundheitsversorgung oft nur präsent, wenn die Nachrichten über Misshandlungsskandale in Einrichtungen, Gewalt gegen Rettungskräfte oder Gesundheitspersonal berichten oder darüber, dass wieder ein Krankenhaus seine Notaufnahme mit Sicherheitspersonal ausstatten muss. Gewalt aber ist menschliches Verhalten, findet alltäglich statt und ist Bestandteil sozialer Strukturen, des Zusammenlebens und der Gesellschaft; und somit ist Gewalt auch in der Pflege und Gesundheitsversorgung existent (Schirmer et al., 2006). Dabei zeigt sich Gewalt im Gesundheitswesen als häufiges, fast alltägliches Phänomen mit hoher und breit gestreuter Prävalenz (u. a. Hirt et al., 2022; Weidner et al., 2017). Zudem kann aufgrund der demografischen Entwicklung und der ansteigenden Zahl an pflegebedürftigen Menschen bei gleichzeitig wachsendem Fachkräftemangel davon ausgegangen werden, dass es zu einem Anstieg von Gewaltphänomenen in der Pflege und Gesundheitsversorgung kommt (Jungnitz et al., 2017).

Menschen mit Pflegebedarf sowie Menschen mit Behinderung(en) sind einem erhöhten Risiko von Gewalterfahrungen ausgesetzt (Schröttle et al., 2021). Es zeigt sich zudem, dass Menschen mit Pflegebedarf häufiger von Gewalt betroffen sind, wenn sie in stationären Einrichtungen leben (Eggert et al., 2017). Gleichzeitig verweise Nau, Oud und Walter mit Blick auf das Gesundheitspersonal als von Gewalt Betroffene hin, dass die Aggressions- und Gewaltproblematik alle Versorgungssettings und Professionen im Pflege- und Gesundheitswesen betrifft und Gewalt nicht nur von Patient:innen oder Bewohnenden, sondern auch von An- und Zugehörigen sowie Besucher:innen ausgehen kann. Zudem scheint es eine Dunkelziffer an Aggressions- und Gewaltereignissen gegen Gesundheitspersonal in der Datenerhebung zu geben (Nau, Oud et al., 2018; Oud, Nau et al., 2019). Weiterführend zeigt sich zudem Aggression und Gewalt zwischen Bewohnenden bzw. Patient:innen stationärer Einrichtungen als ein gehäuft beobachtbares Phänomen (Görgen et al., 2020).

Die gesamtgesellschaftliche Bedeutung der Thematik findet mit Blick auf die Verhütung und Schutz vor Gewalt in der Gesundheitsversorgung in verschiedenen internationalen und nationalen Rechtsgrundlagen einen Rahmen (siehe hierzu Kap. 4). Daraus resultiert ein Handlungsauftrag auf allen politischen und gesellschaftlichen Ebenen, von der Bundes-, Landes- und Kommunalpolitik bis zu den Leistungserbringenden, ihren tragenden Organisationen sowie den Mitarbeitenden. Dieser umfasst die Entwicklung und Umsetzung von Strategien zum Schutz und Prävention vor Gewalt (Staudhammer, 2018). Daraus lässt sich eine zentrale Bedeutung einrichtungsbezogener Gewaltschutzkonzepte ableiten. Wichtig ist, dass auch die rechtlichen Grundlagen ineinanderwirken. Es gibt nicht das eine Gesetz. Vielmehr wird der Gewaltschutz aus einer Kombination vieler Gesetze und Normen geregelt. Zentral sind hierbei auf internationaler Ebene:

- UN- Behindertenrechtskonvention (UN-BRK) aus dem Jahr 2006 mit Inkrafttreten in der Bundesrepublik Deutschland im Jahr 2009 (Der Beauftragte der Bundesregierung für die Belange von Menschen mit Behinderungen 2024, UN-Behindertenrechtskonvention);

- Istanbul-Konvention aus dem Jahr 2011: ein durch den Europarat und seine Mitgliedsstaaten ausgearbeiteter völkerrechtlicher Vertrag zum Schutz von Frauen vor häuslicher Gewalt. Die Umsetzung dieses Vertrags in der Bundesrepublik Deutschland fand via Gesetzesbeschluss im Jahre 2017 statt (Inkrafttreten zum 01.02.2018) (Bundesministerium der Justiz und für Verbraucherschutz, 2017; Deutsches Institut für Menschenrechte [DIMR], 2024, Istanbul-Konvention).

Die nationalen Grundlagen für den Gewaltschutz im Kontext des Gesundheits- und Sozialwesens sind vielfältig (siehe hierzu Kap. 4).

Des Weiteren gibt es bundeslandspezifische Regelungen wie bspw. in Bayern das Pflege- und Wohnqualitätsgesetz (PfleWoqG) und Leitlinien von Fachgesellschaften wie bspw. die S3-Leitlinie zur Verhinderung von Zwang (Bayerisches Staatskanzlei, 2023; Steinert et al., 2018).

Aufbau, Struktur und zentrale Inhalte von Gewaltschutzkonzepten

Wie zu Beginn dieses Kapitels beschrieben, unterliegt eine Entwicklung und Implementierung von Gewaltschutzkonzepten den einrichtungsspezifischen Anforderungen und vorhandenen Rahmenbedingungen. Folglich kann es keine allgemeingültige und vollends auf andere Settings und Einrichtungstypen übertragbare Blaupause für ein solches Schutzkonzept geben (Oppermann & Sulmann, 2022). Gleichzeitig zeigt sich jedoch auch, dass es bestimmte Faktoren gibt, welche sich in Zusammenhang mit Aufbau und Struktur solcher Schutzkonzepte als Grundlage zeigen. Nachfolgende Abb. 2 stellt diese in Form eines sehr einfachen Modells dar.

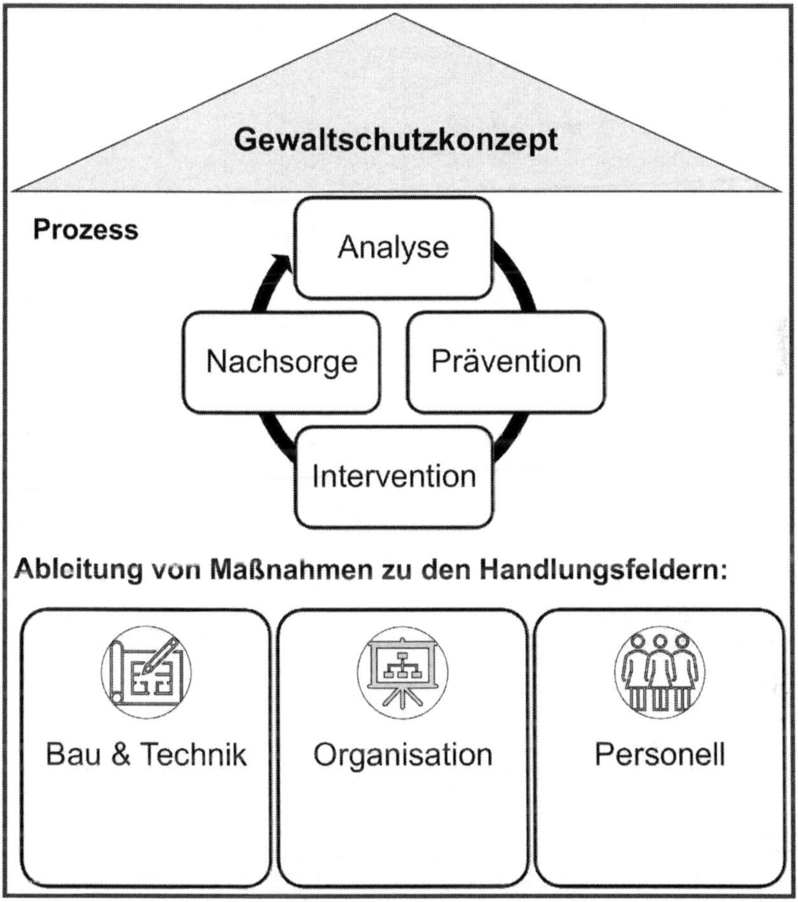

Abbildung 2: Modell Gewaltschutzkonzept (stark vereinfacht) (Quelle: eigene Darstellung 2025 u. a. nach Heidrich et al., 2019; Caritas Bamberg, 2024; Oppermann et al., 2020)

Wie Abb. 2 zeigt, stellt sich unter dem Dach eines institutionellen Gewaltschutzkonzeptes ein fortlaufender Organisationsentwicklungsprozess dar. Vergleichbar ist dieser mit dem aus dem Qualitätsmanagement bekannten PDCA-Zyklus (Plan-Do-Check-Act). Anhand der Ergebnisse aus diesem Prozess, werden entsprechende Maßnahmen abgeleitet und in der jeweiligen Einrichtung umgesetzt. Diese Maßnahmen können drei wesentlichen Handlungsfeldern zugeordnet werden:

1. bauliche, technische und materielle Ausstattung;
2. Maßnahmen die die Organisation und Struktur betreffen sowie
3. Maßnahmen, welche sich an alle beteiligte Personen und Personengruppen richten (Heimann & Fritzsche, 2023; Oppermann & Sulmann 2022).

Wie im Prozess dargestellt, ist es wichtig, dass die abgeleiteten Maßnahmen auf einer gründlichen Analyse beruhen und alle Präventionsebenen (Primärprävention = Prävention, Sekundärprävention = Intervention, Tertiärprävention = Nachsorge) berücksichtigen. Zudem empfiehlt es sich, nach festgelegten Zeiträumen eine erneute Analyse bzw. Evaluation durchzuführen. Dabei umfasst die Analyse die Identifikation aller Risikofaktoren für das Entstehen von Gewaltereignissen in der gesamten Organisation. Zudem gilt es ebenso die vorhandenen Schutzmechanismen, Ressourcen und mögliche Entwicklungspotenziale aufzudecken. Die Analyse stellt die Grundlage für die Entwicklung und fortlaufende Optimierung von Gewaltschutzkonzepten dar (u. a. Heidrich et al., 2019; Heimann & Fritzsche, 2023; Heislbetz et al., 2023, Oppermann et al., 2020).

Anhand der Erkenntnisse aus einer umfassenden Risiko- und Potenzialanalyse wird, passend auf die jeweilige Einrichtung, ein Komplex aus durchzuführenden Aktivitäten und umzusetzenden Maßnahmen festgelegt und in einem für alle Anspruchsgruppen zugänglichen Gewaltschutzkonzept verschriftlicht. In der Literatur werden hierzu vielfältige Handlungsoptionen beschrieben. Aus Sicht der Autor:innen werden in nachfolgender Tab. 1 einige wesentliche beispielhaft benannt und den drei beschriebenen Handlungsfelder zugeordnet.

	Handlungsfelder		
	Bau & Technik	**Organisation & Struktur**	**Personell**
Aktivitäten & Maßnahmen zum institutionellen Gewaltschutz	- Wohnatmosphäre - Rückzugs- und Ruhemöglichkeiten (bspw. Snoezelen) - Einzelzimmer - Übersichtlichkeit der Bereiche sicherstellen und fördern - Rufsysteme - Frei zugängliche Garten- bzw. Außenbereiche - Angemessene Ausstattung mit (pflegerischen) Hilfsmitteln und Materialien, - Natürliche Farb- und Beleuchtungskonzepte - Lärmschutz und Geräuschreduktion - Angemessene Größe der Bereiche und Räumlichkeiten im Verhältnis zur Belegung	- Themenspezifische Aufklärung, Information, Beratung - Entwicklung einer offenen, transparenten Unternehmenskultur - Implementierung (anonymer) Hinweis-, Melde- und Beschwerdesysteme - Durchführung regelmäßiger, strukturierter Risikoanalysen, - Implementierung spezifischer Assessment- und Screening Instrumente - Entwicklung interner Leitlinien und Verfahrensstandards inkl. Leitbild - spezialisierte Versorgungskonzepte - Aufbau interner und externer Netzwerkstrukturen, - Implementierung von Fallbesprechung, Supervisionen, strukturierten Nachbesprechungen - Implementierung eines Deeskalationsmanagements - Benennung (inkl. Kompetenzen und Ressourcen) von gewaltschutzbeauftragten Personen - Verfahrensregeln bzw. Konzepte zur Aufarbeitung und Nachsorge	**Ebene Klient:innen:** - Partizipation in Ablauf- und Versorgungsprozesse - Klient:innenorientierte Beschäftigungs- und Freizeitangebote - Klient:innenorientierte, individualisierte Versorgung - Hilfsangebote für Betroffene inkl. Vermittlung an externe Stellen - Empowerment bspw. durch Selbstbehauptungstrainings, Aufklärung und Schulung **Ebene Mitarbeitende:** - Spezifische Schulungsmaßnahmen/Fort- und Weiterbildung (regelmäßig, evtl Pflichtschulungen) - Beratungs- und Hilfsangebote - Gewaltprävention als Teil von Einstellungsverfahren und Einarbeitungskonzepten - Angemessene Personalausstattung (Quantität, Qualität) - Verhaltenskodex - Selbstauskunft und Führungszeugnis bei Einstellungsverfahren, - Spezialisierte Fachkräfte (bspw. für Gewaltprävention, Deeskalation) - Führungskräfteentwicklung

Tabelle 1: Maßnahmen und Aktivitäten des institutionellen Gewaltschutzes nach Handlungsfeldern (Quelle: eigene Darstellung u. a. nach Heidrich et al., 2019; Hirt et al., 2022; Jungnitz et al., 2017; Oppermann et al., 2020; Weidner et al., 2017)

Umsetzung und Wirksamkeit

Die erfolgreiche und wirksame Entwicklung und Umsetzung von Gewaltschutzkonzepten zeigt sich als komplex und langwierig. Es müssen vielerlei Spezifika berücksichtigt werden. Auch ist das Vorhandensein eines solchen Konzeptes nicht gleichbedeutend mit einer wirksamen Gewaltprävention (Oppermann et al., 2020; Schröttle et al., 2021). Jedoch lassen sich nachfolgend Faktoren bzw. Rahmenbedingungen beschreiben, welche förderlich für eine wirksame Gewaltprävention in Gesundheitseinrichtungen sind:

- einrichtungsbezogener Gewaltschutz versteht sich als fortlaufender Organisationsentwicklungsprozess. Gewaltschutz bedarf kontinuierlicher, konsequenter Umsetzung mehrdimensionaler und multimodaler Aktivitäten;
- institutioneller Gewaltschutz bedarf finanzieller, zeitlicher und personeller Ressourcen;
- dies stellt eine hohe Verantwortung an das Management;
- Gewaltschutz ist nicht auf die Einrichtung begrenzt. Eine offene Kultur mit externer Vernetzung unterstützt eine nachhaltige Umsetzung und dient der Sensibilisierung. Zudem wirken vielfältige Einflüsse auf die Einrichtung, welche es zu berücksichtigen gilt;
- nachhaltiger und wirksamer Gewaltschutz bedingt die aktive, andauernde Beteiligung aller Anspruchsgruppen (Mitarbeitende, Bewohnende, Zu- und Angehörige, externe Partner:innen, Führungspersonen etc.);
- Maßnahmen zum Gewaltschutz berücksichtigen die Ebenen Primär-, Sekundär- und Tertiärprävention. Auf diesen Ebenen finden sich Maßnahmen zur Verhältnis- und Verhaltensprävention;
- wirksamer Gewaltschutz bedarf klaren Zuständigkeiten und beauftragten Personen, konstruktiver Fehlerkultur und eindeutigen Verfahrensregeln;
- Gewaltschutzkonzepte sollen sich möglichst in bestehende Strukturen integrieren;
- eine ausführliche (und regelmäßig zu wiederholende) Risikoanalyse ist die Grundlage für die Entwicklung und Anpassung von Gewaltschutzkonzepten (einschließlich Monitoring, Evaluation, Controlling) (u. a. Heidrich et al., 2019; Heimann & Fritzsche, 2023; Heislbetz et al., 2023).

Abschließend zu diesem Kapitel soll erwähnt werden, dass es in den letzten Jahren und auch fortlaufend positive Entwicklungen zum einrichtungsbezogenen Gewaltschutz gibt. So zeigt sich die Politik bestrebt, die Thematik gesetzlich zu verankern. Dies führt, wenn auch noch unvollständig, zu einer flächendeckenden Umsetzung in der Versorgungspraxis mit einer wachsenden Zahl an Good-Practice Beispielen. Gleichzeitig gibt es noch Lücken im Gewaltschutz zu schließen. Zum einen bedarf es praxisnaher Studien und Forschungsprojekte, um die Wirksamkeit und Nachhaltigkeit von Gewaltschutzkonzepten zu untersuchen und eine Weiterentwicklung zu fördern. Zum anderen bedarf es Regelungen, auch in Bezug auf (Re-)Finanzierung, die es den Einrichtungen ermöglicht, die notwendigen Ressourcen für einen gelingenden Gewaltschutz dauerhaft bereitzustellen. Weiterführend braucht es bundesweit verpflichtend gültige Mindeststandards für den einrichtungsspezifischen Gewaltschutz. Hierzu werden mittlerweile Empfehlungen formuliert. Zentrale Aspekte bestehen darin, bei der Erstellung und Weiterentwicklung von Gewaltschutzkonzepten alle Adressat:innen umfassend zu beteiligen. Dies schließt Mitarbeitende, Klient:innen und deren Vertreter:innen sowie externe Fachberatungsstellen ein. Zudem müssen Gewaltschutzkonzepte und alle beinhalteten Maßnahmen für alle transparent und barrierefrei zugänglich sein. Und wie bereits beschrieben, ist Gewaltschutz als zentraler Teil einer kontinuierlichen Organisationsentwicklung zu verstehen, der Kooperationen und Netzwerkarbeit mit externen Partner:innen umfasst (u. a. BMAS 2025; Schröttle et al. 2024a).

Reflexionsfragen

- Welche Ziele verfolgen institutionelle Gewaltschutzkonzepte?
- Welche Faktoren oder Rahmenbedingungen sind wichtig für eine wirksame Umsetzung von Gewaltschutzkonzepten?
- Kennen sie das Gewaltschutzkonzept ihres aktuellen Arbeitgebenden und dessen Inhalte?

1.2.2 Gewaltprävention verstetigen: Strategien der Organisations- und Personalentwicklung – am Beispiel der stationären Langzeitpflege

Vanadis Götz & Claus Heislbetz

Wenn wir über längerfristig wirksame Implementation von Gewaltpräventionsstrategien in der stationären Langzeitpflege sprechen, beschreiben wir damit nicht punktuell isolierte Einzelmaßnahmen. Singuläre Interventionen werden nur dann ihre Wirkung entfalten, wenn sie eingebettet in eine Gesamtstrategie in einem Gesamtkonzept erfolgen und in der Organisation auf fruchtbare Haltungen treffen. Die Wirksamkeit von Einzelmaßnahmen wird für sich genommen begrenzt bleiben, solange sie nicht auf Systemebene zusammengeführt und verankert werden. Langfristig wirksame Prävention von Gewalt gelingt also vor allem dann, wenn die Handlungskompetenz von Individuen und die Orientierungen und Regelungen auf Systemebene gleichermaßen berücksichtigt werden (vgl. hierzu auch GKV-Spitzenverband, 2024).

Für eine langfristig erfolgreiche Gewaltpräventionsstrategie sind ein ganzheitlicher Blick und Kontinuität unerlässlich (Freck, 2021; GKV-Spitzenverband, 2023). Das bedeutet, dass eine solche Strategie über eine bloße Aneinanderreihung von Maßnahmen hinausgeht und sich auf alle relevanten Zielgruppen (z. B. alle mit Bewohner:innen in Kontakt stehenden Gruppen von Mitarbeitenden) bezieht. In der Strategie wird daher bestenfalls sowohl ein gewaltfreies Arbeitsumfeld für Mitarbeitende berücksichtigt als auch eine sichere und gewaltfreie Lebenswelt für Bewohner:innen (Heislbetz et al., 2023).

Ausgehend vom Ansatz der Beziehungszentrierten Pflege von Nolan und Allen erscheint es naheliegend, insbesondere diese beiden Zielgruppen nicht getrennt voneinander zu betrachten (Nolan & Allen, 2011). Das Modell der Beziehungszentrierten Pflege, das Nolan mit Kolleg:innen entwickelt hat, besagt im Grunde: Wenn wir über gute (also auch gewaltfreie) Pflege sprechen, sind nicht nur die auf Pflege angewiesenen Menschen in den Blick zu nehmen, sondern alle an der Pflege Beteiligten. Ein Mensch ist nicht nur als Individuum, sondern auch im Kontext seines Umfeldes und seiner Beziehungen zu betrachten. Die Bedürfnisse von Bewohner:innen und der Pflegenden sind daher nicht getrennt voneinander zu verstehen, sie bedingen sich gegenseitig (Fenchel, 2021; Ryan et al., 2008). Die Bedeutsamkeit, beide Zielgruppen in den Blick zu nehmen wird zudem durch die Erkenntnis verstärkt, dass sich nicht nur die Bedürfnisse, sondern auch die Gewaltphänomene an sich wechselseitig bedingen. Gewalt gegen pflegebedürftige Menschen löst Gewalt durch pflegebedürftige Menschen aus und umgekehrt (GKV-Spitzenverband, 2023).

Es gibt immer noch kaum Evidenz zur Wirksamkeit einzelner Gewaltpräventionsmaßnahmen. Dies liegt zum einen daran, dass es kaum entsprechende kontrollierte Studien gibt, die sichere Rückschlüsse auf die Wirksamkeit zulassen, zum anderen daran, dass Maßnahmen zur Gewaltprävention in der stationären Pflege eben nicht nur als singuläre Ansätze betrachtet werden können (weshalb sie einer Wirksamkeitsmessung mit einem Kontrollgruppendesign auch nur eingeschränkt zugänglich sind), sondern immer auch durch Strukturen auf Einrichtungsebene beeinflusst werden (GKV-Spitzenverband, 2023). Doch auch wenn es keine klare wissenschaftliche Evidenz für einzelne Interventionen gibt, gibt es in der Forschung sehr wohl Hinweise darauf, dass die Implementierung einer organisationalen Gewaltpräventionsstrategie wirksam ist. Daher werden in den Gesetzen zum Heimrecht auf Landesebene mittlerweile auch vermehrt Gewaltpräventionskonzepte in den Pflegeeinrichtungen gefordert (Sulmann et al., 2024).

Wie es gelingen kann, eine Gewaltpräventionsstrategie bzw. ein -konzept zu erarbeiten, wird im Folgenden erörtert. Dabei wird auf Erfahrungen aus unterschiedlichen Gewaltpräventionsprojekten, insbesondere auf das Projekt „Gesundheitsförderung und Gewaltprävention in Pflegeheimen“ zurückgegriffen. Dieses ist unter anderem von den Autor:innen dieses Beitrages durchgeführt worden. Als Kerne einer gelingenden Implementierung wurden folgende strategische Elemente identifiziert:

- Partizipation
- Verantwortungsübernahme durch Fokusgruppe o. ä.
- Verankerung in der Einrichtung mit dem Blick auf das Vorfindliche
- Sensibilisierung
- Identifizieren von Bedarfslagen und Maßnahmenplanung
- In kleinen Schritten zum Ziel
- Langfristige Verstetigung

Sie werden nachfolgend im Einzelnen vorgestellt:

Strategisches Element Partizipation

Die Entscheidung zur Implementierung einer Gewaltpräventionsstrategie wird in der obersten Verantwortung von der Führung auf Einrichtungs- und Trägerebene getragen, welche den institutionellen Rahmen definiert und die Gesamtverantwortung übernimmt. Ein entsprechendes Engagement auf dieser Ebene ist daher Gelingensvoraussetzung. Eine effektive Implementierung dieser Konzepte in der Praxis wird aber gleichermaßen durch partizipative Ansätze beeinflusst. Eine umfassende Einbindung der Mitarbeitenden sowie die Gewährleistung von Prozesstransparenz sind unabdingbar für die Akzeptanz, Identifikation und Mitwirkung Aller. Idealerweise wird Gewaltprävention als kollektive Verantwortung aller Beschäftigten innerhalb der Pflegeeinrichtung wahrgenommen (Heislbetz et al., 2023; Sulmann et al., 2024).

Sowohl die Erfahrungen im Projekt „Partizipative Entwicklung und Evaluation eines multi-modalen Konzeptes zur Gewaltprävention in stationären Pflegeeinrichtungen" (PEKo) als auch im Projekt „Gesundheitsförderung und Gewaltprävention in Pflegeheimen" bestätigen, dass eine partizipative Entwicklung für eine langfristige Veränderung erforderlich ist (Bergmann & Köpke, 2024; Heislbetz et al., 2023).

Strategisches Element Verantwortungsübernahme durch Fokusgruppe

Fokusgruppen zum Thema Gewaltprävention in der Einrichtung sind ein Ansatz, um das Thema dauerhaft in der Aufmerksamkeit zu behalten und ein umfassendes Konzept zu erstellen. Die Mitglieder der Fokusgruppen dienen intern als sog. Multiplikator:innen in die jeweiligen Teams, Wohnbereiche und in die Einrichtung. Sie nehmen nicht nur Bedarfslagen und nächste Schritte in der Umsetzung der Strategie in den Blick, sie können in der Einrichtung auch als Anlaufstelle für Kolleg:innen dienen. Grundsätzlich förderlich für eine gelingende Arbeit in den Fokusgruppen und eine hohe Akzeptanz von den Mitarbeitenden sind Innovationsbereitschaft und die ‚Strahlkaft' der Beteiligten, flache Hierarchien sowie eine hierarchie- und berufsgruppenübergreifende Zusammensetzung der Gruppe (Köpke et al., 2024; Heislbetz et al., 2023).

Während Führungspersonen die Rahmenbedingungen gestalten, Ressourcen und Strukturen vorhalten, sind die Mitarbeitenden diejenigen, die die einrichtungsspezifischen Risiken von Gewalt am besten einschätzen können (Bergmann & Köpke, 2024). Daher liegt es nahe, Vertreter:innen aller Mitarbeitenden mit direktem Kontakt zu Bewohner:innen in einer solchen Fokusgruppe einzubeziehen. Nicht nur Fachkräfte, sondern auch Betreuungs- und Hauswirtschaftskräfte oder Mitarbeitende in der Küche sind regelmäßig mit gewalttätigen oder gewaltnahen Situationen konfrontiert und können dementsprechend aus ihrer Perspektive zu einer einrichtungsspezifischen Risikobewertung beitragen (Heislbetz et al. 2023). Es ist auch denkbar, Zu- und Angehörige, Heimbeiräte, Seelsorger:innen etc. zu berücksichtigen. Diese Gruppen müssen nicht zwingend neu gebildet werden, es können auch bereits bestehende Gruppen, Gremien oder AGs (z. B. Qualitätszirkel) genutzt werden, die ihren Auftrag um den Fokus „Gewaltprävention" erweitern.

Strategisches Element Verankerung in der Einrichtung mit Blick auf das Vorfindliche

Entlastung bei der Formulierung und Umsetzung einer Gewaltpräventionsstrategie kann der Blick auf das Vorfindliche bieten. Dazu gehört der Fokus nicht auf das, was noch fehlt, sondern auf das, was gelingt. Eine Methode, die man hierfür nutzen kann ist das sog. Appreciative Inquiry (AI). Das AI basiert auf der Grundannahme, dass jeder Mensch, jedes Team und jede Organisation ein ungeahnt großes Potenzial hat und sich Organisationen immer in die Richtung dessen entwickeln, worauf sie ihre Aufmerksamkeit richten. Mit Hilfe von AI werden die Mitarbeitenden also dabei unterstützt, den Fokus auf Vorhandenes und Entwicklungspotenziale zu richten (zur Bonsen & Maleh, 2012).

Das Vorgehen bei der AI besteht im Grunde aus fünf Schritten, dem sog. 5D-Prozess:

- Define (Definieren): Das positive Thema oder den Fokus für die Untersuchung wählen
- Discover (Entdecken): Positive Momente untersuchen und Geschichten teilen
- Dream (Träumen): Inspirierende Bilder einer gewünschten Zukunft schaffen
- Design (Gestalten): Innovative Wege zur Schaffung der idealen Zukunft finden
- Destiny (Verwirklichung). Ihr Design leben und bei Bedarf Anpassungen vornehmen.

Im Gegensatz zu anderen Veränderungsmodellen, die klare Anfangs- und Endpunkte haben, ist der Prozess der Wertschätzenden Erkundung zyklisch und lädt zu einer fortlaufenden Erforschung und Kommunikation neuer Möglichkeiten für Lernen, Wachstum und Innovation ein (The Center for Appreciative Inquiry, o. J.). Der Fokus auf das Gelingende meint nicht ein Ignorieren von Herausforderungen und Veränderungserfordernissen. Auch diese sind im Sinne der Akzeptanz des Vorfindlichen in den Blick zu nehmen (s. u.). Jedoch gelingt die Veränderung langfristig (besser), wenn sie unter dem Vorzeichen des Blicks auf Gelingendes erfolgt.

Strategisches Element Sensibilisierung

Die Erkenntnisse aus dem Projekt „Gesundheitsförderung und Gewaltprävention in Pflegeheimen" legen nahe, dass die Sensibilisierung zu Gewaltphänomenen bei den Mitarbeitenden in der stationären Altenpflege bereits hoch ist. Dennoch hat die Beschäftigung mit dem Gewaltbegriff und den Erscheinungsformen von Gewalt in der Pflege dazu geführt, dass die Mitarbeitenden das Bewusstsein und ihre eigene Perspektive auf Gewaltvorkommnisse in der eigenen Praxis nochmal anders in den Blick genommen haben (Heislbetz et al. 2023). Insgesamt herrscht gerade in der Pflege eine hohe Toleranz gegenüber Gewalthandlungen (Hirsch, 2017). Gleichzeitig stellt der Wirtschaftssektor Sozial- und Gesundheitswesen die Branche mit den meisten berichteten Gewaltunfällen im Jahr 2024 dar (Gregersen & Schambortski, 2024). Möglicherweise genau deshalb werden Gewaltvorkommnisse im Berufsalltag häufig als „normal" oder „unvermeidbar" betrachtet. Die aktive Auseinandersetzung mit Gewalt in der Pflege kann diesem Phänomen entgegenwirken (Blättner et al., 2018). Auch wenn es in bisherigen Übersichtsarbeiten keinen nachgewiesenen Zusammenhang zwischen Sensibilisierung und der Reduktion von Gewaltvorkommnissen gibt (Eggert et al., 2024), zeigen Erfahrungen aus verschiedenen Praxisprojekten doch, dass die Sensibilisierung eine wichtige Voraussetzung für gelingende Gewaltpräventionsarbeit ist (siehe Ausführungen zum PeKo-Ansatz Köpke et al, 2024; Bergmann & Köpke, 2024; Heislbetz et al. 2023). Die Sensibilisierung ist ein wichtiger Schritt, um Gewalt zu enttabuisieren, kritische Situationen aufzuarbeiten und gemeinsam Lösungen zu finden, um mittelfristig einen Wandel hin zu einer Kultur des Hinschauens und Ansprechens zu schaffen (Bergmann & Köpke, 2024).

Strategisches Element Identifizieren von Bedarfslagen und Maßnahmenplanung

Wie bereits eingangs beschrieben, gelingt langfristig wirksame Prävention von Gewalt vor allem dann, wenn die Handlungskompetenz von Individuen und die Orientierungen und Regelungen auf Systemebene gleichermaßen berücksichtigt werden (GKV-Spitzenverband, 2024). Es ist also durchaus hilfreich, gezielt konkrete Maßnahmen in den Blick zu nehmen, um die individuelle Handlungskompetenz der Mitarbeitenden zu stärken. Damit die Wirkung der einzelnen Maßnahmen aber nicht verpufft, ist es Voraussetzung, Ressourcen in eine entsprechende Vor- und Nachbereitung zu investieren (Eggert et al., 2023; Heislbetz et al. 2023).

Vor der Planung konkreter Einzelmaßnahmen, z. B. Schulungen und Trainings soll somit die Auseinandersetzung mit den konkreten Bedarfslagen in der Einrichtung auseinanderzusetzen – auch dies gehört zum Blick auf das Vorfindliche; s.o. Dabei kann die Fokusgruppe unterstützen, die eine einrichtungsspezifische Risikobewertung vornehmen und darüber Bedarfslagen identifizieren kann. Unterstützend können dafür Instrumente wie Fragebögen oder leitfadengestützte Interviews eingesetzt werden, die in der Fokusgruppe oder sogar in der gesamten Einrichtung genutzt werden (bspw. Joacham et al, 2023; Heislbetz et al., 2023; Sulmann et al. 2024).

Nachdem die Bedarfslagen ermittelt wurden, können partizipativ Maßnahmen geplant, entwickelt und umgesetzt werden. Im Rahmen des PEKo-Projektes wurden beispielsweise Informationsmaterialien, Handlungsleitfäden oder Konzepte erstellt und veröffentlicht, Ansprechpersonen bei Gewaltereignissen benannt und Schulungen bzw. Trainings durchgeführt (Köpke et al., 2023). Im Rahmen des Projekts „Gesundheitsförderung und Gewaltprävention in Pflegeheimen" ist zunächst eine umfassende nationale und internationale Literaturrecherche durchgeführt worden, um Wissensbestände zu Erkenntnissen, Ansätzen und Methoden der Gewaltprävention und Gesundheitsförderung in Pflegeeinrichtungen zusammenzutragen. Diese sind in zwei thematische Felder aufgeteilt worden: Maßnahmen zur Reduktion von Gewalt gegen Bewohner:innen sowie Ansätze zur Prävention von Gewalt gegen Mitarbeitende und deren Gesundheitsförderung und Resilienz. Die recherchierten Methoden sind in einem Methodenkoffer veröffentlicht worden und auf der Projekthomepage unter gesund-gewaltfrei.de online abrufbar. Konkrete Methoden, die hier häufig genutzt wurden, waren z. B. Trainings zu Gewaltfreier Kommunikation, zum Umgang mit herausforderndem Verhalten, Anleitung zum Selbstschutz sowie Achtsamkeits- und Entspannungstrainings.

Strategisches Element In kleinen Schritten zum Ziel

Gleich zum Einstieg mit der größten oder an der schwierigsten umzusetzenden Maßnahme zu beginnen kann schnell demotivieren, da es lange dauert, bis Erfolge sichtbar werden. Um die Motivation im Prozess aufrecht zu erhalten und zu fördern, ist es hilfreich, in kleinen Schritten voranzugehen und mit der Maßnahme zu beginnen, von der man sich relativ schnell sichtbare Erfolge verspricht. Für einen langfristigen Implementierungserfolg erweist es sich als sinnvoll, in kurzen Veränderungsschritten (Rapid-Cycle of Improvement) vorzugehen und diese hinsichtlich ihrer Ergebnisse auszuwerten, sich über Erreichtes gemeinsam zu freuen und Erfolge zu kommunizieren, bevor der nächste Implementierungsschritt gegangen wird (zu den Methoden Breakthrough und Rapid-Cycle of Improvement, vgl. Roes et al., 2010).

Dieses Vorgehen ist im Rahmen des Projektes „Gesundheitsförderung und Gewaltprävention in Pflegeheimen" erfolgreich erprobt worden. Im Sinne der Methode wurden die Mitarbeitenden ermuntert, sich aus den aufbereiteten Interventionsansätzen kurzfristig zu implementierende Ansätze auszuwählen, von deren Einführung sie sich möglichst einfach zu erreichende Wirksamkeit versprechen (Heislbetz et al., 2023).

Strategisches Element Langfristige Verstetigung

Personalmangel und erhöhtes Arbeitsaufkommen führen zu einer erhöhten Belastung der Mitarbeitenden im Arbeitsalltag (Bergmann & Köpke, 2024). Unter diesen Bedingungen einen Personal- und Organisationsentwicklungsprozess anzustoßen, wird im ersten Moment Skepsis auslösen. Zunächst sehen die Mitarbeitenden womöglich vor allem die zusätzliche Arbeit, die damit verbunden ist und begegnen einem neuen Ansatz mit der begründeten Skepsis aus langjährig wahrgenommener Nicht-Verbesserung ihrer Bedingungen. Langfristig zielen Personal- und Organisationsentwicklungsprozesse aber darauf ab, Arbeit nicht zusätzlich zu tun, sondern sie anders zu tun. Im besten Falle sogar so, dass die Arbeitslast und/oder das Stressniveau auf Dauer sinkt (Maelicke, 2009). Im Kontext der Gewaltprävention wirkt dieser Effekt sogar doppelt: Faktoren wie ein erhöhtes Stresslevel oder Handlungsunsicherheit können erheblich zu Situationen mit hohen Gewaltpotenzial beitragen. (Bergmann & Köpke, 2024; Heislbetz et al., 2023).

Fazit

Grundsätzlich stellen die vorgestellten Rahmenbedingungen Partizipation, Verantwortung durch Fokusgruppen o. ä., Verankerung in der Einrichtung mit Blick auf das Vorfindliche, Sensibilisierung, Identifizierung von Bedarfslagen und Maßnahmenplanung und das Vorgehen in kleinen Schritten bereits hilfreiche Voraussetzungen für eine langfristige Verstetigung einer Gewaltpräventionsstrategie dar. Im Rahmen des Projektes „Gesundheitsförderung und Gewaltprävention in Pflegeheimen" hat sich gezeigt, dass vor allem der Rückhalt auf Führungs- und Trägerebene sowie die partizipative Verankerung auf Einrichtungsebene entscheidend für eine langfristige Veränderung sind. Zum einen kommt es auf die Bereitschaft der Träger und Einrichtungen an, das Thema ernsthaft anzugehen, die Mitarbeitenden im Prozess zu unterstützen und ihren Einsatz entsprechend zu honorieren. Die Verantwortung für die Umsetzung einer einrichtungsübergreifenden Gewaltpräventionsstrategie sollte von Beginn an auf mehreren Ebenen und bei mehreren Personen verankert sein. Auf Führungsebene ist dabei insbesondere eine gute Balance zwischen Steuerung und Einbezug der Mitarbeitenden wichtig. Wenn die Leitungsebene das Thema als ihre alleinige Aufgabe versteht, fehlt die thematische Identifikation der Mitarbeitenden und es wird zum „Pflichtprogramm", dessen Wirkung schnell verpuffen wird. (Heislbetz et al., 2023). Die Ergebnisse aus den vorliegenden Projekten zeigen aber wie mit Partizipation, Offenheit und durch kontinuierliche Impulse langfristige Veränderungen in der Pflege erreicht werden können.

Reflexionsfragen

- Wie gelingt Partizipation in der Organisationsentwicklung Ihrer Einrichtung, z. B. wenn es um die Stärkung einer Kultur der Gewaltfreiheit geht?
- Gibt es Strukturen (wie Fokusgruppen, Qualitätszirkel oder Arbeitsgruppen), die Sie für Veränderungsprozesse nutzen können und in denen Sie Ihre Impulse einbringen können?
- Wo gelingt Gewaltprävention in Ihrer Einrichtung bereits gut? Wie wird das Gelingende kommuniziert?
- Warum gelingt Gewaltprävention in diesem Bereich und wie könnten diese Erkenntnisse für weitere gewaltpräventiven Ansätze genutzt werden?
- Welche konkrete, schnell umzusetzende Maßnahme zur Gewaltprävention könnten Sie in den nächsten vier Wochen in Ihrem unmittelbaren Arbeitsbereich umsetzen?

2 Sexualisierte Gewalt

Nach der Auseinandersetzung mit grundlegenden Konzepten von Gewalt, rechtlichen Rahmenbedingungen und allgemeinen Präventionsstrategien richten wir nun den Fokus auf eine spezifische Form der Gewalt: die sexualisierte Gewalt. Sie unterscheidet sich in ihren Erscheinungsformen, Dynamiken und Auswirkungen von anderen Gewaltformen und erfordert daher eine vertiefte Betrachtung. In den folgenden Kapiteln beleuchten wir theoretische Grundlagen, analysieren die besondere Bedeutung von Nähe und Distanz und setzen uns mit diskriminierungskritischen Perspektiven auseinander.

2.1 Sexualität als gesellschaftliches Phänomen im Wandel der Zeit

Thomas Holtbernd

Sexualität als Phänomen auch nur annähernd in seiner geschichtlichen Entwicklung erfassen und beschreiben zu wollen, kann wohl ein immer nur tendenzielles oder einseitiges Unterfangen sein. Für die westliche Welt dürfte jedoch der immer geringer werdende Einfluss moralisch-kirchlicher Institutionen die Fragstellungen von der Scham weg zu Fragen des Respekts geführt haben. Zumindest im Reden über Sexualität kam es so zu einer Form der Sachlichkeit. Die Wissenschaften begannen Sexualität „labormäßig“ zu erforschen. Freud, Krafft-Ebbing, Hite-Report wie allgemein Biologie, Medizin und Soziologie waren nicht mehr durch moralische Tabus behindert. Dass die Forschungen einen Einfluss auf das Sexualverhalten der Menschen haben und zu einer Trennung von Liebe und Sexualität führen, liegt dabei nahe.

Die Versachlichung kann so zu einem eher technischen Verständnis von Sexualität führen. Die Generation Z hält es für normal, dass Sexualität sehr privat ist, aber dort alles ausprobiert und z. B. „50 Shades of Grey“ nachgespielt wird. Dass bestimmte sexuelle Handlungen wie auch Einstellungen verletzend sein können oder die Sensibilität für Scham verändern, wird möglicherweise nicht bemerkt oder bagatellisiert.

Die Schwierigkeit der Einordnungen

Einstellungen und Weltanschauungen lassen sich nicht mehr wie gewohnt nach links oder rechts, konservativ oder progressiv, liberal oder paternalistisch zuordnen. Die Soziologen Mau et. al. (2023) versuchen, dieses Phänomen dadurch zu lösen, dass sie vier Ungleichheitsarenen annehmen: Oben – Unten, Innen – Außen, Wir – Sie, Heute – Morgen. In diesen Arenen gibt es Zuspitzungen oder Triggerpunkte, die bei Menschen zu emotionalen Positionierungen führen. Dies steht im Gegensatz zu Polarisierungen, die enorme Spannungen hervorrufen und den Zusammenhalt von Gesellschaften und die Demokratie bedrohen (s. Mau et. al., 2023). Allerdings lassen sich damit auch Minderheiten und Mehrheiten nicht mehr eindeutig bestimmen. Heterosexuelle stellen eine Mehrheit in der Gesellschaft dar, doch können sie gleichzeitig mit Anderssexuellen eine Mehrheit bilden, weil sie Pornografie ablehnen. Das gleiche Gefühl für Unrecht, unabhängig worauf sich dies bezieht, schafft eine Verbindung, die sich allerdings nicht klassifizieren lässt und jemand, der Hilfe oder Solidarität sucht, steht vor einer Beratungsstelle mit vielen Klingeln, auf denen keine Namen stehen.

Menschen, die auf der Suche nach ihrer sexuellen Identität oder sehr verunsichert sind, Menschen, die sexualisierte Gewalt und Übergriffigkeiten erlebt haben, werden durch die schwierig gewordene Möglichkeit der Zuordnung irritiert und in einzelnen Fällen erneut traumatisiert. Die Gefahr, dass eine durchgeregelte und durch Qualitätsmanagement u. a. abgesicherte Psychiatrie bei Psychiatrieerfahrenen zum Erleben einer für ihn/für sie „falschen" Wirklichkeit führt, blockiert die Wahrnehmung der eigenen Realität. Damit verschiebt sich die „Krankheit" von den Symptomen und Ursachen zu der Unfähigkeit, sein sexuelles Fühlen, Empfinden und Verhalten an der Realität auszurichten.

Sexualität, Erotik und das Als-ob

Jede Begegnung, die eine gewisse Tiefe hat, drängt zu einer körperlichen Berührung. Und eine solche Berührung wird in erotischen oder sexuellen Bildern ausgedrückt. Schon das Hohelied der Liebe (Bibel) ist eine erotische Dichtung und steht im Widerspruch zu späteren körperfeindlichen Entwicklungen im Christentum. Noch im 16. Jahrhundert gab es Mystiker wie Mechthild von Magdeburg oder Johannes vom Kreuz, die ihre Beziehung zu Christus mit erotischen Bildern ausdrückten (Mieth, 1989).

Nach Pfaller ist Scham nicht außengeleitet, sie entsteht nicht durch den Blick des Anderen oder wenn alle von einer peinlichen Sache wissen. „Nicht das Wissen und die Missbilligung des anderen, sondern das Scheitern einer bis dahin von allen aufrechterhaltenen Illusion ist die Ursache für die tödlichen Wirkungen der Scham." (Pfaller, 2022) Die Scham kommt nicht von einem Über-Ich, sondern einem Unter-Ich. Es gibt ein Zuviel und das wird durch Diskretion kontrolliert. Führt man diesen psychoanalytischen Ansatz weiter, so wird klar, dass Scham nicht die Sache des Einzelnen ist, sondern immer in einem Gefüge stattfindet. Von daher kann Scham auch positive oder schöne Aspekte haben und als „Verantwortungsästhetik" beschrieben werden (Pfaller, 2022). Mit dieser Sichtweise lassen sich die beiden Aspekte Scham und Respekt zusammenführen. Erst in einer Gesellschaft, die Scham im herkömmlichen Sinne überwunden hat und die Menschen aus der Perspektive des Zuviels und des Als-ob betrachtet, kann der Respekt von der sexuellen Orientierung, sexuellen Praktiken etc. weg- und hingelenkt werden auf die Einhaltung der Diskretion. Konkret bedeutet dies, es gibt ein Zuviel an Sexualität, dieses wird in ein Als-ob gebracht, der Bezugspunkt ist eine gedachte dritte Person, die als Beobachter fungiert. Gelingt diese Diskretion nicht mehr, bricht sie an einer Stelle zusammen, entsteht Scham. Dies bedeutet, Empfindungen von sexualisierter Gewalt, sexuelle Übergriffigkeiten sind nie die Sache eines Einzelnen oder die von Täter und Opfer, sondern immer schon die einer Gesellschaft.

Auf der Grundlage dieser Auffassung von Pfaller wäre es in Pflegeberufen wichtiger auf die Diskretion zu achten als auf einzelne Vorkommnisse, die auffällig oder normabweichend sind. Diskretion darf jedoch nicht als das Verdecken bestimmter übergriffiger Handlungen missverstanden werden. Vielmehr ist die Diskretion im Sinne Pfallers das Eingeständnis eines Überschusses, der nicht bewertet wird, sondern eingebunden ist und in einer gemeinsamen Verantwortungsästhetik einer ständigen Kontrolle unterliegt. Damit wird dem anderen gegenüber Respekt erbracht. Die Verantwortung des Einzelnen wird auf das Verhalten und die Kommunikation fokussiert. Aus systemischer Sicht dürfte es unstrittig sein, dass sich Symptome für ein Fehlverhalten in der Sprache und Kommunikation zeigen. Eine erhöhte Sensibilität für solche „Sprachsymptome" würde zu einer schnelleren Aufdeckung wie auch Verarbeitung führen. Umgekehrt ergibt sich durch eine Kultivierung dieser Form der Verantwortungsästhetik eine Rückkopplung auf das Verhalten.

Regeln in der Gesellschaft und Aufgaben für die Gemeinschaft

Wenn sich der Respekt auf die Einhaltung des Als-ob bezieht, ist es dem Einzelnen erlaubt, jedwede Meinung oder jegliches Handeln moralisch oder weltanschaulich zu verurteilen, „lediglich" seine Diskretion ist verlangt. Auf diese Weise kann Kränkung vermieden werden. „Je mehr gesellschaftliche Gruppen prinzipiell anerkannt sind, umso mehr fällt dem Einzelnen auf, dass sein Urteil gleichwohl kaum zählt. Dieses Übergehen kränkt unser Selbstwertgefühl oder mit einem traditionellen Wort ausgedrückt, unsere Ehre" (Precht, 2025). Der Einzelne wird nicht „gezwungen", andere Einstellungen anzuerkennen und kann so seine Orientierungslosigkeit begrenzen, die durch ein Maximum an Meinungsvielfalt entstehen kann. Ein Gemeinsinn, der es in einer singularisierten Gesellschaft schwer hat, kann nicht mehr inhaltlich gefordert werden, sondern nur formal als Etikette oder Umgangsform. Die Anerkennungsgesellschaft dagegen fördert eine Infantilisierung auf dem Niveau des primären Narzissmus. Das Bestreben nach Anerkennung bei gleichzeitig geforderter Authentizität führt zudem in eine Konformitätsfalle, die sich aus den körperlichen und psychischen Optimierungsmöglichkeiten ergeben (wie Gesundheitscoaching, Körpermodulationen, Schönheits-OPs, Wellness, Personalcoach).

Das Einfordern von Respekt für eine Person oder Eigenart hat etwas Naives, weil Respekt einer Haltung gleichzusetzen ist, die erlernt und eingeübt werden muss. Es erzeugt einerseits Überforderung sowie in Reaktion darauf trotziges Gegenverhalten und anderseits Frustration, weil trotz Verordnung kein Respekt geübt wird. Eine Gesellschaft kann lediglich den Umgang regeln und bei Missachtung der Regeln auch Sanktionen erteilen. Gesellschaftliche Regeln setzen das Verständnis für die Regeln nicht voraus. Entscheidend ist, dass sie eingehalten werden. Andererseits verlieren sie ihre Verbindlichkeit, wenn sie zur Lebenswelt der Menschen nicht mehr passen und nicht Ergebnis der aktuellen Lebenswirklichkeiten sind, sondern lediglich idealistische Forderungen darstellen.

In sozialen Berufen wie der Pflege entsteht ein besonderes Spannungsfeld dadurch, dass zwar für den Umgang Regeln bestehen, jedoch gleichzeitig ein Mehr an Zuwendung erwartet wird. Dabei können eine bestimmte körperliche Nähe oder das Ansprechen sexueller Aspekte als übergriffig erlebt werden, auch wenn dies bei anderen Menschen oder in anderen Situationen problemlos ist. Für Pflegende wird die Sensibilität für die eigene Leiblichkeit das, was Regeln in der Gesellschaft sind. Ich spüre körperlich, welche Geschichte mein Gegenüber hat. Ich empfinde leiblich, wo Grenzen sind. Und ich deute das Verhalten meines Gegenübers als eine leibliche Äußerung. Ein solch leibphänomenologisches Vorgehen ist für viele ungewohnt und herausfordernd, weil die hierbei zuzulassende eigene Befindlichkeit nicht durch Diagnosen oder Manuale geregelt werden kann. Das leibliche Erspüren einer Atmosphäre macht dafür sensibel, welche konkreten Dinge bedrohlich werden können oder umgekehrt Schutz geben. Gerade im Bereich der Sexualität können so Auslöser für Verletzungen, Empfindsamkeiten oder Irritationen schneller erfasst und das Verhalten darauf ausgerichtet werden.

Zusammenfassung

Eine sexuelle Revolution als radikale Umkehrung der Rollen-/Geschlechtsbilder, rigider Moralvorstellungen sowie Verklemmtheiten und die Etablierung einer „freien Liebe" hat wohl nicht stattgefunden. Globalisierung und Migration in Verbindung mit einem Bedeutungsschwund bisheriger Moralinstanzen haben zu einem Kulturkampf geführt, der insbesondere auf dem Gebiet der Sexualität ausgetragen wird. Rigide Moralvorstellungen und als überholt geglaubte Rollenbilder kehren in einer multikulturellen, vielfältigen und diversen Gesellschaft als Orientierungssehnsucht möglicherweise auf diese Weise wieder zurück. Unabhängig davon wie weit eine Emanzipation der Sexualität in westlich orientierten Gesellschaften stattgefunden hat, haben das Internet mit dem freien Zugang zu Pornografie, Social Media mit den Möglichkeiten der Selbstdarstellung wie auch des Mobbings einen Rückzug ins Private begünstigt und die Idee einer sexuellen Selbstversorgung durch KI, Roboter oder 3-D-Simulationen ist keineswegs mehr eine Utopie. Das Empfinden von Scham und Peinlichkeit resultiert weniger aus dem Beobachten oder dem Gesehenwerden bei sexuellen Handlungen als vielmehr aus dem Aufdecken von Gefühlen, die mit Sexualität verbunden sind.

Eine Gesellschaft, in der die Sensibilität für sexuelle Vielfältigkeit gewachsen ist, muss stärker Respekt für die unterschiedlichen Menschen einfordern. Die Steuerung über Beschämung einer bestimmten Einstellung oder eines Verhaltens, wie sie in autoritären Systemen möglich ist, wurde durch eine Aufmerksamkeitsökonomie abgelöst. Peinlich ist nicht das Wofür, sondern die geringe Anzahl oder „falsche" Richtung von Likes und Follower:innen. Neben der Forderung nach Respekt als auch einer selbstreflektierten Persönlichkeit braucht es eine konstruktive Form im Umgang miteinander. Hierfür bietet sich die von Robert Pfaller beschriebene Verantwortungsästhetik an, die nicht die Unterschiedlichkeiten und deren Anspruch, sondern die Diskretion betont. Insgesamt könnte man zum Schluss kommen, dass nicht die Sexualität das Problem ist, sondern allgemein die Kunst, das Überschüssige oder auch Manische anzunehmen und eine Form des Miteinanders zu finden, die ernsthaft wie ein Spiel und gleichzeitig als Spiel bewusst ist, um ausgelöst durch Scham sofort reagieren zu können, wenn die Kontrolle über den Überschuss verloren gegangen ist.

2.2 Theoretische Grundlagen sexualisierter Gewalt in der Pflege

Markus Witzmann, Constance Engelfried, Hanna Batzoni

Sexualisierte Gewalt in der Pflege ist ein komplexes gesellschaftliches Phänomen, das differenzierte Betrachtung erfordert (siehe hierzu auch Kap. 1) . Sie kommt in unterschiedlichen Settings und Handlungssituationen vor und betrifft sowohl hilfe- und pflegebedürftige Menschen als auch Pflege(fach)personen selbst. Die Auseinandersetzung mit dem Thema macht deutlich, dass es nicht die eine „typische" Grenzüberschreitung gibt. Vielmehr müssen wir nach Art, Alter der Betroffenen, spezifischen Arbeitsfeldern und Kontexten, Schwere der Tat sowie nach der gewaltausübenden Person differenzieren.

Merke
Dabei ist es wichtig zu verstehen, dass sexualisierte Gewalt nicht primär durch sexuelle Motive bestimmt ist, sondern in erster Linie ein Machtmittel darstellt. Dies wird gesellschaftlich hergestellt und ist personell und strukturell in unseren Pflege-und Versorgungssystemen verankert.

Zahlen und Fakten: Wie häufig kommt sexualisierte Gewalt in der Pflege vor und was sind Folgen sexualisierter Gewalt gegen Mitarbeitende?

Die SeGEL-Studie aus dem Jahr 2023, durchgeführt vom Zentrum für Qualität in der Pflege (ZQP) und der Deutschen Hochschule der Polizei, liefert belastbare Zahlen zur Häufigkeit sexualisierter Gewalt in der stationären Langzeitpflege. Die Ergebnisse sind alarmierend: Ein Viertel der befragten Leitungspersonen aus rund 1.000 Pflegeheimen erinnert sich an mindestens einen Fall sexuell unangemessenen Verhaltens in den letzten zwölf Monaten (Eggert et al., 2023).

Diese Zahlen bilden jedoch nur die Spitze des Eisbergs ab. Die Dunkelziffer ist hoch und es wird angenommen, dass nur eine geringe Anzahl aller Sexualdelikte zur Anzeige gebracht werden. Besonders vulnerable Gruppen tragen ein noch höheres Risiko: Frauen mit Behinderung erleben zwei- bis dreimal häufiger sexuelle Gewalt als der Durchschnitt der Bevölkerung. (BMFSFJ, 2012)

Auch die Folgen für Pflege(fach)personen, die sexualisierter Gewalt ausgesetzt sind, sind gravierend. Studien der BGW zeigen, dass Betroffene häufig z. B. unter Schlafstörungen, Angststörungen und posttraumatischen Belastungsstörungen leiden (BGW, 2021). Nicht selten führen diese Erfahrungen zur Arbeitsunfähigkeit oder sogar zum Berufswechsel. Diese Zahlen machen deutlich: Sexualisierte Gewalt in der Pflege ist kein Randphänomen, sondern eine reale Gefährdung, die konsequente Präventionsmaßnahmen erfordert.

Formen sexualisierter Gewalt

Das Thema sexualisierte Gewalt ist eng verwoben mit kulturellen Konstruktionen und einer symbolischen Ordnung, die mit binären Logiken wie stark-schwach oder aktiv-passiv einhergeht. In unserer Gesellschaft werden Kategorien hergestellt, die bestimmte Gruppen systematisch abwerten und benachteiligen. Diese Prozesse sind äußerst wirkmächtig und schaffen Machtverhältnisse, die sexualisierte Gewalt begünstigen. So werden beispielsweise ältere Menschen oft als „schwach“ oder „hilfsbedürftig“ kategorisiert, während gleichzeitig ihre Sexualität tabuisiert und unsichtbar gemacht wird (Schultz-Zehnden. 2013). Menschen mit Behinderung(en) werden häufig als „asexuell“ wahrgenommen, was sie besonders verletzlich macht, da ihre Aussagen über erlebte Gewalt oft nicht ernst genommen werden (Krüger, Caviezel Schmitz et al., 2016).

Sexualisierte Gewalt muss daher als gesellschaftliches Phänomen verstanden werden, das von konkreten Personen verübt wird. In der Pflege zeigt sich dies als Machtmittel, das sowohl personell als auch strukturell in den Versorgungssystemen verankert ist. Die Abhängigkeit von Hilfe- und Pflegebedürftigen von Fachkräften, die körperliche Nähe als notwendiger Bestandteil der Pflege und die oft geschlossenen Strukturen von Pflegeeinrichtungen schaffen Bedingungen, unter denen Machtmissbrauch erleichtert wird.

In der Fachwelt herrscht keine Einigkeit über die Definition von sexualisierter Gewalt. Von besonderer Bedeutung ist die Differenzierung nach enger beziehungsweise weiter Definition. Engelfried betont bereits 2005 diese wichtige Unterscheidung, die bis heute relevant bleibt. Bereswill hebt 2018 die Wichtigkeit eines breit angelegten Begriffs hervor, der alle als potenziell zerstörerisch und abwertend anzusehenden Handlungen erfasst. Dies bedeutet konkret, dass auch übergriffige Handlungen ohne direkten Körperkontakt in die Definition einbezogen werden müssen (u. a. Engelfried, 1997).

Zu diesen Handlungen zählen obszöne Anreden, anzügliche Bemerkungen über Körper oder Sexualität, das Zeigen pornografischer Bilder, exhibitionistische Handlungen oder das Beobachten beim Umziehen und Duschen ohne pflegerische Notwendigkeit. Auch strukturelle Grenzverletzungen wie fehlende Privatsphäre bei der Intimpflege, das Missachten von Schamgefühlen oder das Lächerlich machen sexueller Bedürfnisse fallen unter weite Definitionen sexualisierter Gewalt.

Im Gegensatz zu weiten Definitionen versuchen enge Definitionen, eine scharfe Trennlinie zwischen sexualisierter Gewalt und anderen Handlungen zu ziehen. Durch ihre scheinbar exakte Formulierung kennzeichnen sie bestimmte Handlungen als sexualisierte Gewalt, wobei diese vorwiegend als solche mit Körperkontakt beschrieben werden, etwa oraler, analer oder genitaler Geschlechtsverkehr. Die Gefahr dieser eng gefassten Definitionen liegt darin, dass sie differenzierte Perspektiven vernachlässigen und den Gegenstand zu stark verengen können.

In der Pflegepraxis zeigt sich die Problematik enger Definitionen besonders deutlich: Viele Grenzverletzungen, die für Betroffene äußerst belastend sind, würden unter eine enge Definition nicht fallen und somit bagatellisiert werden. Ein Bewohner, der beim Waschen regelmäßig anzügliche Bemerkungen macht oder eine Pflege(fach)person, die unnötig lange beim Entkleiden zuschaut, mögen im Sinne einer engen Definition keine sexualisierte Gewalt ausüben. Für die Betroffenen sind diese Erfahrungen dennoch übergriffig und können zu erheblichem Leiden führen. Für die professionelle Pflegepraxis ist daher eine weite Definition handlungsleitend.

Kontextspezifische Definitionen in der Pflege

Definitionen zu sexualisierter Gewalt sollten immer unter Berücksichtigung des konkreten systemischen Kontextes reflektiert werden, in dem sie angewandt werden. Im Rechtssystem müssen eindeutige Tatbestandsmerkmale fixiert werden: Wer hat was mit wem getan? Hier braucht es klare, justiziable Kriterien. Im psychosozialen Hilfesystem hingegen müssen Entwicklungstatbestände wie Reife und Einsichtsfähigkeit berücksichtigt werden. Im Erziehungssystem spielen ethisch-moralische Verhältnisse und Abhängigkeiten eine zentrale Rolle. In der Pflege gilt es, all diese Diskurse zu kennen und die verschiedenen Ebenen zu differenzieren und zu berücksichtigen.

Handlungen gegen den Willen der Betroffenen

Ein von den meisten Autor:innen vorgetragener Aspekt ist, dass dann von sexualisierter Gewalt gesprochen werden kann, wenn die Handlung gegen den Willen der Betroffenen ausgeübt wird. Die gewaltausübende Person nutzt dabei ihre Macht und Autoritätsposition aus, um eigene Bedürfnisse auf Kosten des Gegenübers zu befriedigen. Wichtig zu wissen ist jedoch: Nicht alle Betroffenen geben an, dass gegen ihren Willen gehandelt wurde. Dies hat unterschiedliche Gründe, die in der Pflegepraxis verstanden werden müssen.

Manche Betroffene entwickeln Bewältigungsstrategien wie Umdeutung oder Verdrängung, um das Geschehene besser aushalten zu können. Sie interpretieren die Gewalt um, etwa als „Missverständnis" oder als eigene Schuld, um mit der Situation umgehen zu können. Diese Schutzmechanismen sind normale Reaktionen auf traumatische Erfahrungen und dürfen nicht als Einwilligung missverstanden werden. Gerade bei Menschen mit kognitiven Beeinträchtigungen, bei Kindern oder bei Menschen in starken Abhängigkeitsverhältnissen ist besondere Sensibilität gefragt: Ihr Schweigen oder Nicht-Widersprechen bedeutet nicht Zustimmung. Hier gilt es, den mutmaßlichen Willen zu berücksichtigen und Anzeichen von Grenzverletzungen auch dann ernst zu nehmen, wenn die betroffene Person sich nicht eindeutig äußert oder äußern kann.

Ursachen und Risikofaktoren sexualisierter Gewalt

Sexualisierte Gewalt ist ein gesellschaftliches Problem, das von Individuen ausgeübt wird. In der Pflege verstärken spezifische Merkmale das Risiko: asymmetrische Beziehungen, körperliche Nähe als notwendiger Bestandteil der Versorgung, Abhängigkeitsverhältnisse und institutionelle Rahmenbedingungen.

Empirische Befunde zeigen, dass strukturelle Faktoren wie Personalmangel, Zeitdruck und fehlende Supervision das Risiko für Gewalt erhöhen. In ihrer Publikation zu bayerischen Pflegeheimen dokumentieren Batzoni und Witzmann, dass Pflege(fach)personen mehr Belastungen und Gewalt erleben als bisher angenommen wurde. Gleichzeitig sind Pflege(fach)personen selbst häufig Betroffene sexualisierter Gewalt durch Pflegebedürftige, Zu- und Angehörige oder Kolleg:innen (Batzoni, et. al., 2021). Die Tabuisierung des Themas führt dazu, dass viele Vorfälle nicht gemeldet werden.

Intersektionale Verstrickungen

Die Herstellung und Konstruktion von intersektionalen Logiken sind ein wichtiger Aspekt, den es zu reflektieren gilt.

Ein Beispiel macht dies deutlich: Frau M. ist 82 Jahre alt, hat eine mittelschwere Demenz, stammt aus der Türkei und spricht nur wenig Deutsch. Frau M. erfährt mehrfache Benachteiligung: Als ältere Person wird sie oft nicht ernst genommen, als Frau trägt sie ein höheres Risiko für (sexualisierte) Gewalt, aufgrund ihrer Demenz kann sie sich schwer mitteilen und wird weniger geglaubt, ihr Migrationshintergrund führt zu Sprachbarrieren und möglichen kulturellen Missverständnissen, und ihre Pflegebedürftigkeit macht sie abhängig von Hilfe, wodurch sie sich schwerer wehren kann.

Diese Faktoren verstärken sich gegenseitig und erhöhen das Risiko für sexualisierte Gewalt erheblich. Die intersektionale Perspektive hilft uns zu verstehen, warum bestimmte Personengruppen besonders vulnerabel sind. In der Pflegepraxis bedeutet dies, dass wir besonders aufmerksam sein müssen, wenn mehrere Risikofaktoren zusammenkommen. Es geht nicht darum, diese Personen als besonders „schwach" zu markieren, sondern darum, die strukturellen Bedingungen zu erkennen und zu verändern, die diese Vulnerabilität überhaupt erst schaffen.

Spezifische Risikofaktoren im Kontext Pflege

Der Pflegekontext weist spezifische Risikofaktoren auf, die die Wahrscheinlichkeit sexualisierter Gewalt erhöhen können. Diese lassen sich auf verschiedenen Ebenen verorten. Auf struktureller Ebene spielen Personalmangel und Arbeitsverdichtung eine zentrale Rolle. Wenn Pflege(fach)personen unter permanentem Zeitdruck arbeiten müssen, erhöht sich die Gefahr von Grenzverletzungen. Gleichzeitig fehlen oft Supervision und Reflexionsräume, in denen kritische Situationen besprochen werden können. Unklare Handlungsrichtlinien zu Grenzsetzungen lassen Pflege(fach)personen im Zweifelsfall allein. Mangelnde Sensibilisierung und Fortbildung führen dazu, dass Pflege(fach)personen nicht wissen, wie sie mit grenzüberschreitendem Verhalten umgehen sollen. Fehlt zudem ein Gewaltschutzkonzept in der Einrichtung, gibt es keine klaren Strukturen für Prävention und Intervention.

Auf individueller Ebene können verschiedene Faktoren eine Rolle spielen. Eine fehlende biografische Auseinandersetzung mit Sexualität und Grenzen kann dazu führen, dass Pflege(fach)personen unsicher im Umgang mit sexualisierten Situationen ist. Unzureichende professionelle Distanz, etwa wenn die Grenzen zwischen professioneller Rolle und persönlicher Beziehung verschwimmen, erhöht Risiken. Eigene Gewalterfahrungen ohne Aufarbeitung können zu problematischen Verhaltensmustern führen. Bei Pflegebedürftigen sind besonders Menschen mit Demenz und anderen kognitiven Beeinträchtigungen gefährdet, da sie sich oft schwerer mitteilen können und ihre Aussagen manchmal nicht ernst genommen werden. Menschen mit Kommunikationseinschränkungen, etwa nach einem Schlaganfall, können Übergriffe schwerer zur Sprache bringen. Soziale Isolation, wenn also wenige oder keine Angehörigen Kontakt halten, erhöht die Vulnerabilität erheblich.

Organisationale und situative Risikofaktoren

Organisationale Bedingungen prägen maßgeblich, ob Grenzverletzungen thematisiert werden können. Tschan beschreibt die Bedeutung einer „Kultur des Hinschauens“ als Gegenpol zur „Kultur des Wegsehens“. In Einrichtungen mit offener Kultur können Mitarbeitende Vorfälle ansprechen ohne Angst vor Konsequenzen. Es gibt etablierte Meldewege und funktionierendes Beschwerdemanagement. Führungskräfte zeigen durch ihr Verhalten, dass sexualisierte Gewalt nicht toleriert wird. Demgegenüber herrscht in manchen Einrichtungen eine Kultur des Schweigens: Vorfälle werden bagatellisiert, Loyalität zur Einrichtung ist wichtiger als Schutz von Betroffenen, unklare Verantwortlichkeiten verhindern Handeln, fehlendes Beschwerdemanagement blockiert Meldungen. Auch räumliche Gegebenheiten beeinflussen das Gewaltrisiko: fehlende Rückzugsmöglichkeiten, Mehrbettzimmer ohne Abschirmung, unbeobachtbare Bereiche, nicht abschließbare Sanitärräume. Hochrisikosituationen erfordern besondere Aufmerksamkeit: Intimpflege, nächtliche Versorgung.

Gewaltausübende und gewalterlebende Personen

Empirische Studien im Feld belegen, dass vornehmlich männliche Personen als sexualisierte Gewalt Ausübende identifiziert werden können (Dreßing et al., 2024; BKA, 2026). Dies bedeutet jedoch nicht, dass nur Männer gewaltausübende Personen sind, weshalb eine differenzierte Betrachtung notwendig ist (von Keudell, 2022; BKA, 2026). Um den Blick zu weiten und im Diskurs weiterzukommen, macht es Sinn, verschiedene Gruppen zu unterscheiden. Bei Mitarbeitenden als gewaltausübende Personen müssen wir zwischen verschiedenen Typen differenzieren: Gelegenheitstäter:innen handeln situativ, oft unter Stress oder in Überforderungssituationen. Ihre Übergriffe sind nicht systematisch geplant, können aber dennoch schwere Schäden verursachen. Personen die serielle Gewalt ausüben gehen hingegen geplant und systematisch vor. Sie suchen gezielt Situationen, in denen sie Übergriffe verüben können, und nutzen ihre Position aus. Besonders perfide sind sog. Helfer-Täter:innen, die den Deckmantel der Hilfe und Pflege nutzen, um Übergriffe zu verschleiern.

Auch unter Klient:innen gibt es verschiedene Profile. Manche Menschen mit kognitiven Beeinträchtigungen, etwa bei fortgeschrittener Demenz, zeigen sexualisiertes Verhalten aufgrund fehlender Impulskontrolle oder veränderter Wahrnehmung sozialer Normen. Hier ist es wichtig, zu verstehen, dass dies eine Folge der Erkrankung sein kann, auch wenn das Verhalten für Betroffene dennoch belastend ist und unterbunden werden muss. Andere Bewohner:innen verüben bewusste Übergriffe, ohne dass kognitive Beeinträchtigungen vorliegen. Manche reagieren mit Übergriffen auf eigene Gewalterfahrungen. Angehörige und Besucher:innen als gewaltausübende Personengruppe werden oft übersehen: Partnerschaftliche Gewalt kann sich im Pflegeheim fortsetzen, Familienmitglieder mit einer Geschichte von Gewalt setzen diese möglicherweise fort, und auch externe Personen wie Handwerker:innen oder Therapeut:innen können gewaltausübende Personen sein.

Gewaltausübende Personen wenden häufig ähnliche Strategien an. Testing bezeichnet das systematische Austesten von Grenzen: Zunächst werden kleine Grenzüberschreitungen versucht, um zu sehen, ob Widerstand kommt (Heiliger, 2000; von Keudell, 2022). Grooming beschreibt das systematische Vorbereiten von Übergriffen, bei dem Vertrauen aufgebaut wird, um es später zu missbrauchen (Bennett & O'Donohue, 2014; Heiliger, 2000). Durch Normalisierung wird versucht, Gewalt als normal darzustellen und Betroffene zu verwirren. Einschüchterung durch Drohungen oder Angstmachen soll Betroffene zum Schweigen bringen. Die Isolation von Gewalt erlebenden Personen von potenziellen Unterstützer:innen erleichtert weitere Übergriffe.

Gewalterlebende Personen in der Pflege befinden sich häufig in besonders vulnerablen Situationen. Menschen mit Demenz bilden eine der am stärksten gefährdeten Gruppen. Etwa 25 bis 30 % der Bewohner:innen in Pflegeheimen leben mit einer Demenz. Sie können Übergriffe oft nicht benennen, ihre Schilderungen werden häufig nicht geglaubt mit dem Verweis, sie seien „verwirrt". Die Einordnung von Situationen fällt schwer: War es eine notwendige Pflegehandlung oder ein Übergriff? Diese Unsicherheit macht Menschen mit Demenz besonders verletzlich. Menschen mit Kommunikationsbeeinträchtigungen nach einem Schlaganfall, nicht-sprechende Menschen oder hörbehinderte Menschen können Übergriffe schwerer zur Sprache bringen, besonders wenn keine geeigneten Kommunikationshilfen zur Verfügung stehen.

Menschen mit Behinderung(en) haben oft lebenslange Erfahrungen mit Abhängigkeit von Hilfe. Grenzverletzungen sind in ihrer Biografie häufig bereits normalisiert worden. Die Anzeige von Gewalt und die Glaubwürdigkeit vor Gericht sind oft erschwert. Hochaltrige Menschen über 85 Jahre befinden sich oft in mehrfachen Abhängigkeiten, haben Angst vor dem Verlust ihrer Versorgung und empfinden häufig Scham. Wenn keine Zu- oder Angehörigen mehr leben, fehlt ein wichtiger Schutzfaktor. Kinder und Jugendliche in Pflegesituationen können aufgrund körperlicher, kognitiver und sprachlicher Unterlegenheit Situationen oft nicht einschätzen und nicht wissentlich zustimmen.

Auch unter Pflege(fach)personen gibt es besonders vulnerable Gruppen. Auszubildende und Berufsanfänger:innen sind oft unsicher in ihren Handlungen, haben Angst Fehler zu machen und werden von gewaltausübenden Personen gezielt „getestet". Sie trauen sich oft nicht, Übergriffe zu melden. Migrantische Pflege(fach)personen erleben zusätzliche Unsicherheiten durch Sprachbarrieren und kulturelle Unterschiede, manchmal auch aufgrund unsicheren Aufenthaltsstatus oder Angst vor Jobverlust. Pflege(fach)personen mit befristeten Verträgen befinden sich in Abhängigkeit vom Arbeitgeber:innen, haben Angst vor Nicht-Verlängerung und erhalten oft weniger Unterstützung im Team. Studierende im Praktikum haben keine feste Anbindung, unklare Verantwortlichkeiten und oft keine festen Ansprechpartner:innen.

Folgen sexualisierter Gewalt

Die Auswirkungen sexualisierter Gewalt auf Betroffene können gravierend sein und sollten nicht unterschätzt werden. Tschan betont, dass ohne eine funktionierende Helfer:innenkette Betroffene keine Chance haben, geschützt zu werden oder dass gewaltausübende Personen zur Verantwortung gezogen werden (Tschan, 2024).

Kurzfristig können akute Belastungsreaktionen auftreten: Betroffene erleben intensive Scham und Schuldgefühle, auch wenn die Schuld vollständig bei der gewaltausübenden Person liegt. Die Angst vor Wiederholung führt zu permanenter Anspannung. Vertrauensverlust betrifft nicht nur die gewaltausübende Person, sondern oft das gesamte soziale Umfeld. Schlafstörungen und Albträume sind häufige unmittelbare Folgen.

Langfristig können schwerwiegende psychische Erkrankungen entstehen. Die posttraumatische Belastungsstörung mit Flashbacks, Vermeidungsverhalten und Übererregung beeinträchtigt das Leben erheblich. Depressionen und Angststörungen können sich entwickeln. Somatisierungsstörungen zeigen sich in körperlichen Beschwerden ohne organische Ursache. Die Gefahr der Suchtentwicklung als Bewältigungsversuch ist erhöht. Beziehungsstörungen können entstehen, da Vertrauen und Nähe schwerfallen.

Für Bewohner:innen können sich spezifische Folgen zeigen: Der Gesundheitszustand verschlechtert sich, Pflegemaßnahmen werden verweigert, aggressives Verhalten kann auftreten, sozialer Rückzug findet statt, und manchmal äußern Betroffene den Wunsch nach Verlegung oder Auszug aus der Einrichtung.

Für Fachkräfte, die sexualisierter Gewalt ausgesetzt sind, sind die Folgen ebenfalls gravierend. Berufliche Demoralisierung führt zum Verlust der Freude an der Arbeit. Arbeitsunfähigkeit und krankheitsbedingte Ausfälle sind häufig. Nicht selten kommt es zum Berufswechsel oder zur Berufsaufgabe. Chronische Stressfolgen belasten die Gesundheit langfristig. Eine sekundäre Traumatisierung kann entstehen, auch wenn die Person nicht selbst direkt betroffen war, sondern das Erlebte beobachten oder erzählt bekommen (siehe hierzu auch Kap. 3.8). Diese Folgen verdeutlichen, warum wirksame Prävention und konsequente Intervention so wichtig sind. Es geht nicht nur um einzelne Vorfälle, sondern um die Gesundheit und Lebensqualität vieler Menschen.

„Kultur des Hinschauens"

Tschan beschreibt die „Kultur des Hinschauens" als entscheidende Voraussetzung für Gewaltschutz. Sie steht im Gegensatz zur „Kultur des Wegsehens" (Tschan, 2024).

Eine Kultur des Hinschauens bedeutet:
- Vorfälle werden ernst genommen, nicht bagatellisiert
- Betroffene werden unterstützt und geglaubt
- gewaltausübende Personen werden zur Verantwortung gezogen
- Strukturen werden geschaffen, die Gewalt erschweren (baulich, organisatorisch)
- Fächerübergreifende Zusammenarbeit wird gelebt

Diese Kultur muss von der Leitungsebene vorgelebt werden. Führungskräfte schaffen durch ihr Verhalten ein Klima, in dem Gewaltschutz möglich wird.

Fazit und Ausblick für die Praxis

Sexualisierte Gewalt in der Pflege ist ein gesellschaftlich hergestelltes Phänomen mit personalen und strukturellen Dimensionen. Sie ist eingebettet in Machtverhältnisse, Abhängigkeitsstrukturen und organisationale Rahmenbedingungen – gleichzeitig liegt die Verantwortung für jeden Übergriff bei der gewaltausübenden Person.

Für die Praxis bedeutet dies: Definitionen müssen kontextspezifisch und intersektional betrachtet werden. Risikofaktoren sind auf gesellschaftlicher, struktureller, individueller und situativer Ebene zu identifizieren. Besonders vulnerable Gruppen – z. B. Menschen mit demenziellen Erkrankungen, Kommunikationseinschränkungen, Auszubildende – benötigen besonderen Schutz. Nur durch fundiertes Wissen, kritische Reflexion und konsequente Umsetzung von Schutzmaßnahmen kann sexualisierter Gewalt wirksam begegnet werden. Die „Kultur des Hinschauens" muss in allen Pflegeeinrichtungen etabliert werden. Die Würde und Selbstbestimmung jedes Menschen – ob pflegebedürftig oder pflegend – muss im Mittelpunkt stehen.

Reflexionsfragen

- Kenne ich meine Rechte und weiß ich, wie ich mich bei Übergriffen schützen kann? Bin ich ausreichend über Formen und Anzeichen sexualisierter Gewalt informiert?
- Können wir in unserem Team offen über Grenzsituationen sprechen? Gibt es klare Handlungsrichtlinien bei Verdacht auf sexualisierte Gewalt? Wie gehen wir mit anzüglichen Bemerkungen oder Übergriffen um?
- Gibt es ausreichend Privatsphäre für Bewohner:innen? Werden regelmäßig Fortbildungen zu sexualisierter Gewalt angeboten? Gibt es ein aktuelles, lebendiges Gewaltschutzkonzept? Sind Meldewege klar und niedrigschwellig? Nimmt die Leitung das Thema ernst?

Die theoretischen Grundlagen haben gezeigt, wie vielschichtig sexualisierte Gewalt in der Pflege ist. Besonders deutlich wurde, dass sie vor allem ein Machtphänomen darstellt, das durch strukturelle Bedingungen begünstigt wird. Ein zentraler Aspekt im Umgang mit dieser Thematik ist die Gestaltung von professioneller Nähe und Distanz – ein Balanceakt, der von allen Pflegenden und Therapeut:innen täglich geleistet werden muss. Das folgende Kapitel widmet sich dieser Herausforderung. Zum Thema der Prävention sexualisierter Gewalt in der Pflege wurde im Zeitraum vom 1. Januar 2024 bis zum 31. März 2026 das vom Bayerischen Staatsministerium für Gesundheit, Pflege und Prävention (StMGP) geförderte wissenschaftliche Projekt „Entwicklung einer Handreichung für Auszubildende und Pflege-Studierende zur Prävention sexualisierter Gewalt in Pflege- und Gesundheitseinrichtungen in Bayern" durchgeführt. Die wissenschaftlichen Projektergebnisse sind nach Veröffentlichung (geplant 2026) über die Hochschule München (Bibliothek) kostenfrei abrufbar.

2.2.1 Professionelle Beziehung: Zwischen Nähe und Distanz in der Pflege

Christoph, Müller, Hanna Batzoni, Markus Witzmann

Für den pflegerischen Arbeitsalltag bedeutet dies, dass Fachkräfte regelmäßig in die intimen Zonen eindringen müssen – eine Situation, die für beide Seiten herausfordernd sein kann. Diese Signale variieren stark zwischen verschiedenen Kulturen – wo physische Nähe als Zeichen von Vertrauen und Freundschaft wahrgenommen wird, kann sie in anderen als unangemessen oder gar bedrohlich empfunden werden (Poggendorf, 2006; 2008). Darüber hinaus beeinflussen Faktoren wie Persönlichkeit, persönliche Erfahrung und die jeweilige soziale Situation das Empfinden von Nähe und Distanz.

Praxistipp
Kündigen Sie Berührungen immer an („Ich wasche jetzt Ihren Rücken"); geben Sie Kontrolle/Autonomie zurück, wo es möglich ist („Möchten Sie das selbst übernehmen?") und respektieren Sie nonverbale Signale wie Anspannung oder Zurückweichen.

Reflexionsübung
Stellen Sie sich vor, Sie arbeiten in einer endokrinologischen Ambulanz. Eine Patient:in (Mitte 30) kommt regelmäßig zu Verlaufskontrollen nach der Diagnose Diabetes mellitus Typ 1 und war bei den letzten Gesprächen sehr wortkarg. In einem Gespräch fragen Sie sich: Wie viel sollten Sie selbst über sich und Ihre Erfahrungen teilen, um eine vertrauensvolle Beziehung aufzubauen?
Überlegen Sie sich:
- Welche persönlichen Informationen wären hilfreich, um eine unterstützende Atmosphäre zu schaffen?
- Wo liegt für Sie die Grenze zwischen „Vertrauen schaffen" und „zu privat"?
- Wichtig: Es gibt kein pauschales „Richtig" oder „Falsch" – entscheidend ist die Reflexion, wann und warum Sie etwas von sich teilen.

Fallbeispiel Laura Teil 1: Laura ist es ganz unwohl, als sie einen jungen Mann versorgt, der durch einen Verkehrsunfall so stark verletzt ist, dass ihm die eigene Körperpflege kaum gelingt. Sie spürt, dass ihr unwohl dabei ist, einen Gleichaltrigen zu versorgen. Letztendlich glückt es, indem sie möglichst viel Verantwortung an den Betroffenen zurückgibt.

Selbstreflexion ist unverzichtbar, um in einem beruflichen Alltag, der viele Herausforderungen bereithält, den Kopf über Wasser zu halten. Wie kommunizieren Pflegende den Wunsch nach Nähe und Distanz? In der Regel geschieht die Interaktion nonverbal. Auszubildende oder Studierende in der Pflege üben sich beispielsweise darin, Signale zu setzen, indem sie Abstand zu einer Situation halten oder bewusst Körperkontakt suchen, um Mitgefühl zu signalisieren.

Zwischenmenschliche Beziehung nach Hildegard Peplau

Die amerikanische Pflegetheoretikerin Hildegard Peplau (1909–1999) prägt ein Verständnis von zwischenmenschlicher und psychodynamischer Pflege (Peplau & Peplau, 1995). Peplau „definiert Pflege als ‚einen bedeutsamen therapeutischen zwischenmenschlichen Prozess […]'" (Batzoni, 2025). Nach Peplau (1995) durchläuft die Beziehung zwischen pflegender und zu pflegender Person vier charakteristische Phasen:

Orientierungsphase: Klient:in und Pflegeperson lernen sich kennen; eine erste Vertrauensbildung findet statt. Die Nähe ist noch begrenzt, aber die Grundlage für eine tragfähige Beziehung wird gelegt.

Identifikationsphase: Der/Die Klient:in beginnt, sich mit der Pflegeperson zu identifizieren und Vertrauen zu entwickeln. Die emotionale Nähe wächst, gleichzeitig muss die professionelle Rolle klar definiert werden.

Nutzungsphase: Die Beziehung wird therapeutisch genutzt, um gemeinsam an den Pflegezielen zu arbeiten. Hier zeigt sich die Kunst der professionellen Nähe am deutlichsten – maximale Unterstützung bei gleichzeitiger Förderung der Selbstständigkeit.

Ablösungsphase: Die intensive Beziehung wird schrittweise aufgelöst, wenn die Pflegeziele erreicht sind. Die bewusste Gestaltung von Distanz wird hier besonders wichtig.

In den Abläufen der Selbstreflexion müssen Pflegende sich vergewissern, in welcher Phase sie mit den zu pflegenden Menschen sind. Die Beteiligten entwickeln ein implizites Verständnis dafür, dass therapeutische Fortschritte nur durch gegenseitige Annäherung möglich sind (Batzoni, 2025; Müller et al., 2025). Das gelingende Austarieren von Nähe und Distanz ist in einem Begleitungsprozess eine der entscheidenden Voraussetzungen für das gelingende Miteinander.

In der Nutzungs- und der Ablösungsphase entscheiden Menschen, die von Krankheit, Gebrechlichkeit und Leid betroffen sind, welche Unterstützung sie annehmen wollen und können. Sie sind die Expert:innen der eigenen Krankheit, der eigenen Gebrechlichkeit und des individuellen Leids.

Peplau (1995) beschreibt verschiedene Rollen für Pflegende in der psychodynamischen Pflege. Agieren Pflegende als Fremde, geht es darum, durch Offenheit und Akzeptanz ein Vertrauensverhältnis anzubieten. In der Rolle als Ressource sind sie gefordert zu unterscheiden, wann sie Informationsgeber:in sind oder emotionale Unterstützung leisten sollen. Bei der Rolle als Berater:in können besonders herausfordernde Situationen entstehen, beispielsweise wenn grundlegende Aspekte der Identität bedroht sind. Ein Beispiel zeigt sich bei Frauen nach Mastektomie: Der Verlust der Brust erschüttert oft das gesamte Selbstverständnis. Die körperliche Veränderung wirkt sich auf verschiedene Identitätsebenen aus – die Wahrnehmung der eigenen Weiblichkeit, das Gefühl der Attraktivität, die Rolle als Partnerin und möglicherweise die Rolle als (stillende) Mutter.

Wenn sich Pflegende als Führungspersonen verstehen, übernehmen sie die Verantwortung für den Fortgang eines heilsamen Prozesses. Da geht es darum, eine Balance von Fordern und Fördern sehr sensibel zu finden. Auch wenn die psychodynamische Pflege nach Peplau in der psychiatrischen Pflege einen großen Widerhall findet, so ist sie grundsätzlich auf sämtliche pflegerischen Versorgungssettings übertragbar.

Theoretische Auseinandersetzung

Pflege ist weit mehr als die bloße Ausführung technischer Handlungen; sie ist ein Beziehungsraum, in dem sich Menschen gegenseitig begegnen und miteinander ver-binden. Rosas Konzept der „Resonanz" beschreibt diese Beziehung als die Fähigkeit, sich von anderen berühren zu lassen. Resonanz bedeutet, dass

Pflegende offen für die Bedürfnisse, Emotionen und das Leid der Menschen sind, die sie betreuen (Rosa, 2024). Diese Offenheit ermöglicht es, über funktionale Routinen hinauszugehen und eine authentische Verbindung herzustellen, die die Pflegequalität erheblich verbessern kann. Schmitz' Konzept der „geteilten Verletzbarkeit" ergänzt diese Sichtweise, indem es die Verwundbarkeit als zentralen Aspekt der menschlichen Begegnung hervorhebt (Schmitz, 2025). Wenn Pflegende sich der Verletzbarkeit ihrer Patient:innen stellen, erkennen sie zugleich ihre eigene. Diese gemeinsame Anerkennung von Verwundbarkeit schafft eine tiefere zwischenmenschliche Verbindung und fördert Empathie und echte Fürsorge. Verletzbarkeit wird nicht als Schwäche gesehen.

Fallbeispiel Teil 2: Laura nimmt sich bei allem beruflichen Engagement vor, sich von den Begegnungen an den Krankenbetten anrühren zu lassen und sich nicht von der Zweckmäßigkeit des klinischen Alltags auffressen zu lassen. Sie hält Ausschau nach Kolleg:innen, die in einem vergleichbaren Bewusstsein die Pflege Tag für Tag verrichten.

Reflexionsfragen

Wie erkenne ich die verschiedenen Phasen der Pflegebeziehung (Orientierung, Identifikation, Nutzung und Ablösung)?

Welche Phasen der Beziehung nach Peplau erfordern mehr Nähe, welche mehr Distanz?

Wie kann professionelle Sensibilität entwickelt werden?

Was bedeutet „informed consent" in vulnerablen Pflegesituationen?

Welche verschiedenen Dimensionen von Nähe und Distanz gibt es?

2.2.2 Diskriminierungskritische Aspekte

Die Reflexion über Nähe und Distanz hat verdeutlicht, wie wichtig ein bewusster und professioneller Umgang mit Berührung und Grenzwahrung ist. Doch nicht alle Menschen erleben diese Thematik gleich: Diskriminierungserfahrungen, kulturelle Hintergründe und geschlechtliche Identität beeinflussen maßgeblich, wie sexualisierte Gewalt erlebt und wie darüber gesprochen werden kann. Die folgenden Kapitel betrachten diese diskriminierungskritischen Dimensionen differenziert.

2.2.2.1 *Transkulturalität*

Nicole Lieberam & Christoph Müller

Frau A., 54 Jahre, ist aus Syrien geflüchtet und wird stationär pflegerisch versorgt. Sie spricht wenig Deutsch und kennt ihre Rechte im deutschen Gesundheitssystem kaum. Besonders die Intimpflege belastet sie stark. Als ein männlicher Pfleger sie unterstützt, spannt sie sich an und wendet sich ab. Ihre Schamgrenzen werden verletzt, doch sie sagt nichts. Aus Angst, missverstanden zu werden oder Nachteile zu erfahren, schweigt sie. Nach der Situation fühlt sie sich beschämt und hilflos.
Zur gleichen Zeit berichtet die Pflegeperson Frau B. von wiederholten sexuellen Kommentaren eines Bewohners. Als sie sich an die Leitung wendet, wird der Vorfall relativiert: Das Verhalten sei „kulturell bedingt". Frau B. fühlt sich nicht ernst genommen, die Übergriffe dauern an.

Sexualisierte Gewalt gehört zu den schwersten Formen von Gewalt in der Pflege. Sie greift tief in die persönliche Integrität ein, verletzt die Menschenwürde und kann langanhaltende Traumata auslösen (Tschan, 2024). Sie ist besonders schwerwiegend, weil sie in professionellen Abhängigkeitsverhältnissen geschieht. Klient:innen und Pflegefachpersonen sind auf Unterstützung angewiesen.

Pflegende arbeiten nah am Körper, in intimen Situationen und oft unter Zeitdruck. Kommt eine transkulturelle Dimension hinzu, steigt das Risiko. Sprachbarrieren, unterschiedliche Vorstellungen von Scham und Intimität sowie Missverständnisse erschweren das Erkennen und Benennen dieser Form von Gewalt. Folglich muss Transkulturalität Teil jeder diskriminierungskritischen Gewaltprävention sein.

Der Begriff Transkulturalität ist bewusst gewählt. Transkulturalität betont, dass Identitäten dynamisch sind. Menschen leben mit mehreren Zugehörigkeiten und bewegen sich zwischen verschiedenen Einflüssen. Diese Sichtweise verhindert, dass Verhalten pauschal mit „der Kultur" erklärt wird (Domenig, 2021). Solche Kulturalisierungen sind gefährlich. Sie können dazu führen, dass Grenzverletzungen relativiert werden. „Oft ist es erst die Überschreitung von Grenzen, die ihre Existenz und Geltung deutlich macht" (Mecheril, 2016). Wenn eine Person Übergriffe mit den Worten relativiert: „Das ist in seiner Kultur üblich", schützt sie gewaltausübende Personen und lässt Betroffene allein. Auch professionell Pflegende können ihr eigenes Fehlverhalten verschleiern, wenn sie sagen: „Die Patientin kennt es aus ihrer Kultur nicht anders." Sexualisierte Gewalt darf niemals relativiert oder kulturell entschuldigt werden.

Klient:innen mit Migrations- oder Fluchterfahrung sind besonders verletzlich. Sie sprechen die Sprache oft nicht, kennen ihre Rechte nicht und haben Angst vor Nachteilen im Aufenthaltsstatus (BZgA, 2021). Dadurch melden sie Übergriffe in der Regel seltener.

Frau A. berichtete erst Monate nach ihrer Entlassung, dass ein Pfleger sie bei der Intimpflege unsittlich berührt hatte. Während des Aufenthalts schwieg sie. Sie wusste nicht, wie sie diese Situation zurückmelden konnte und befürchtete, dass man ihr nicht glauben würde. Dieses Beispiel zeigt, wie schnell Betroffene sprachlos bleiben und Gewalt unsichtbar wird.

Auch Pflegefachpersonen erleben sexualisierte Gewalt durch Klient: innen. Dazu gehören anzügliche Kommentare, unerwünschte Berührungen oder direkte Übergriffe. In transkulturellen Situationen prallen oft unterschiedliche Vorstellungen von Geschlechterrollen aufeinander. Frau B. informierte, dass ein Bewohner sie regelmäßig mit sexuellen Aussagen bedrängte. Als sie das Thema ansprach, reagierte die Leitung beschwichtigend: „Männer aus dieser Kultur sind eben direkter." Damit wurde der Übergriff verharmlost. Frau B. fühlte sich im Stich gelassen. Die Folge: Die Belästigung ging weiter. Solche Reaktionen verletzen doppelt: Die Grenzüberschreitung bleibt bestehen, und die Institution bestätigt sie indirekt. Auch professionell Pflegende sind auf kultureller Ebene geprägt und können im System konditioniert werden, dass beispielsweise diese Verhaltensweisen von schutz- und hilfebedürftigen Menschen als nicht so schwerwiegend einzuordnen sind. Ihre eigene kulturelle Prägung wird hierbei zur Barriere (Witzenleiter & Luppold, 2020).

Scham, Intimität und Sexualität sind stark kulturell geprägt (Witzenleiter & Luppold, 2020). In manchen Gesellschaften ist körperliche Nähe selbstverständlich. In anderen gilt sie als sehr intim. Für die Pflege bedeutet das: Schon alltägliche Tätigkeiten wie Waschen, Umlagern oder Verbandwechsel können als übergriffig erlebt werden. Menschen können religiöse Vorschriften mit der Erwartung verbinden, ausschließlich von gleichgeschlechtlich Pflegenden betreut zu werden. Werden diese Bedürfnisse im Alltag ignoriert, verletzen sie Schamgrenzen und riskieren Retraumatisierungen. Gleichzeitig erleben Pflegefachpersonen selbst Übergriffe, wenn Patient:innen notwendige körperliche Nähe fehlinterpretieren oder Kommentare mit sexuellem Inhalt als harmlos einstufen.

Ein weiteres Beispiel verdeutlicht, dass sexualisierte Grenzverletzungen nicht geschlechtsspezifisch sind: Ein muslimischer Bewohner verweigert die Körperpflege durch weibliche Pflegende. Wird diese dennoch erzwungen, könnte er das als massiven Eingriff in seine Würde empfinden. Pflegefachpersonen sehen darin womöglich bloße fehlende Mitwirkung. Erst durch transkulturelle Sensibilität wird sichtbar: Der Bewohner schützt seine Schamgrenzen.

Für alle genannten Betroffenen bleibt es eine Grenzüberschreitung. Hier muss klar benannt werden: Es handelt sich um sexualisierte Gewalt.

In den angeführten Fällen bleiben Grenzverletzungen unbearbeitet. Sprachbarrieren, kulturelle Zuschreibungen und fehlende institutionelle Klarheit führen dazu, dass sexualisierte Gewalt unsichtbar bleibt. Nähe wird zur Grauzone, Schweigen zur einzigen Strategie.

Prävention und Handlungsmöglichkeiten

Effektive Gewaltprävention braucht Maßnahmen auf mehreren Ebenen. Einrichtungen müssen klare Schutzkonzepte entwickeln (siehe hierzu auch Kap. 1.2). Dazu gehören mehrsprachige Beschwerdewege, gendersensible Einsatzpläne und der Einsatz von Dolmetscherdiensten. Pflegefachpersonen brauchen Handlungssicherheit. Sie müssen Grenzverletzungen erkennen, klar benennen und Meldewege nutzen können. Gleichzeitig gilt es, eigene Vorurteile zu reflektieren und diskriminierende Routinen zu hinterfragen. Klient:innen brauchen Aufklärung über ihre Rechte – in einfacher, verständlicher und gegebenenfalls mehrsprachiger Form (BZgA, 2021). Nur wer informiert ist, kann Übergriffe benennen. Leitungskräfte müssen eine klare Haltung zeigen. Sie stehen in der Verantwortung, Vorfälle zu dokumentieren, aufzuarbeiten und Betroffene zu unterstützen. Bagatellisieren sie Gewalt, schaffen sie ein Klima des Schweigens und der Akzeptanz (KGNW, 2024).

Transkulturalität bedeutet, kulturelle Unterschiede ernst zu nehmen, ohne in Stereotype zu verfallen. Sie sensibilisiert für Schamgrenzen und unterschiedliche Vorstellungen von Intimität. Sie darf jedoch niemals zur Entschuldigung von Gewalt führen. Sexualisierte Gewalt ist immer Gewalt, unabhängig von Herkunft, Religion oder Geschlecht.

Für eine diskriminierungskritische Pflegepraxis bedeutet das: auf individueller und organisatorischer Ebene müssen Kulturalisierungen vermieden, Betroffene ernst genommen und deren Schutz konsequent umgesetzt werden.

Am Ende bleibt eine klare Botschaft: Gewaltprävention in der Pflege gelingt nur, wenn Transkulturalität als Querschnittsthema verstanden wird. Sie schützt davor, Übergriffe zu relativieren, schafft Sensibilität im Umgang mit Intimität und stärkt sowohl Pflegende als auch Klient:innen. So gelingt es, Pflege nicht nur professionell, sondern auch menschenwürdig und individuell zu gestalten.

Reflexionsfragen

- Berücksichtige ich die Schamgrenzen, Intimitäts- und Rollenverständnisse der zu betreuenden Personen und kommuniziere ich meine eigenen professionellen Grenzen klar und respektvoll?
- Deute ich Verhalten vorschnell als „kulturell bedingt" oder prüfe ich, ob es sich um eine mögliche Grenzverletzung oder Gewalt handelt, unabhängig vom kulturellen Hintergrund?
- Kenne ich die Melde-, Beschwerde- und Dokumentationswege in meiner Einrichtung und nutze ich diese konsequent, sowohl bei Übergriffen durch Klient:innen als auch durch Kolleg:innen?
- Habe ich meine Haltung, mögliche Vorurteile und Unsicherheiten kritisch reflektiert und hole ich mir bei Bedarf Unterstützung (z. B. Supervision, Teamgespräche, Fachstellen)?

2.2.2.2 *LGBTQIA+-Personen als vulnerable Gruppen in der Pflege*

Christian Strobel

Der Pflegeberuf sieht sich wie bereits beschrieben häufig mit Themen wie Gewalt und sexualisierter Gewalt konfrontiert, die sich sehr unterschiedlich äußern können (Vaupel et al., 2021). Eine besonders vulnerable Gruppe gegenüber Gewalterfahrungen stellen Angehörige der LGBTQIA+-Community dar.

LGBTQIA+ ist ein Begriff aus dem englischsprachigen Raum und umfasst Personen, die sich auf Basis ihrer sexuellen Identität oder Geschlechtsidentität, romantischen Beziehungen oder des eigenen Selbstkonzeptes außerhalb einer traditionellen heteronormativen Zugehörigkeit sehen. Der Begriff ist ein Akronym der englischen Begriffe lesbisch, schwul, bisexuell, transgender, intersexuell, a-sexuell oder anderer sexueller und geschlechtlicher Identität angehörig (+).

LGBTQIA+ Personen haben ein erhöhtes Risiko, Ziel von sexualisierter Gewalt allgemein, aber auch am Arbeitsplatz oder in formellen beziehungsweise hierarchischen Kontexten wie dem Pflegekontext zu werden (Klein et al., 2023 Perales et a., 2024). Dabei ist in der Gruppe dieser Personen nicht nur das Risiko erhöht, sondern ebenfalls die Wahrscheinlichkeit niedriger, dass Erfahrungen sexualisierter Gewalt geteilt oder Hilfe dazu gesucht wird (Edwards et al., 2023). LGBTQIA+ Personen teilen ihre Erfahrungen sexualisierter Gewalt eher in informellen, weniger in formellen oder hierarchischen Kontexten wie dem Arbeitsplatz oder Pflegeeinrichtungen bzw. Pflegekonstellationen (ibid). Damit ist es besonders wichtig, in diesem Kontext zu sensibilisieren und Strukturen der Prävention und des Austausches zum Thema zu schaffen.

Die folgenden Absätze beleuchten Folgen, Risikofaktoren und die Dynamik, wie es zu sexualisierter Gewalt in der Pflege gegenüber Angehörigen der LGBTQIA+ Community aus einer diskriminationskritischen Perspektive kommen kann. Abschließend werden Möglichkeiten zur Prävention und Sensibilisierung mit Übungen aufgezeigt.

Folgen sexualisierter Gewalt

Die Folgen sexualisierter Gewalt gegenüber LGBTQIA+ Personen reichen von psychischen und physischen bis hin zu Lebens- und verhaltensverändernden

Folgen. So werden häufig Depression, Suizidalität, Scham und Selbstunsicherheit/Selbstwertprobleme nach sexueller Gewalterfahrung berichtet (Bedera et al., 2023; Davis et al., 2020, Jackson et al, 2017; Asseervatham et al., 2023). Auch der Verlust des Arbeitsplatzes und finanzielle Probleme sind mögliche sozioökonomische Folgen (bspw. Jackson et a., 2017; Rufino et al, 2022).

Komplexe Folgen, die spezifisch diese vulnerable Gruppe betreffen sind beispielsweise internalisierte Geschlechtsdysphorie, internalisierte Trans- oder Homophobie und kollektives Trauma mit Trauma Folgeerscheinungen wie Hypervigilanz, Vermeidung oder Angststörungen (Asseervatham et al., 2023; Jackson et al., 2017).

Aber auch behaviorale Folgen sind häufig: Es treten negative verhaltensverändernde Folgen auf wie behaviorale und stoffgebundene Süchte, beispielsweise Alkohol- und Drogenabusus oder Sexsucht, Spielsucht oder Essstörungen. Weitere subtile Verhaltensänderungen sind selbstverletzendes Verhalten wie erhöhtes Risikoverhalten (bspw. sexuelles Risikoverhalten) oder depressive Verhaltensänderungen wie soziale Isolation und Rückzug eine große Rolle (Freestone, Bourne et al., 2022; Mohammadi, 2018). Da ein Ausdruck der eigenen sexuellen Identität und Genderidentität einen Risikofaktor darstellt, sexualisierte Gewalt zu erfahren, können sexualisierte Gewalterfahrungen bei LGBTQIA+ Personen dazu führen, diesen Ausdruck zu unterdrücken, um einer erneuten Viktimisierung vorzubeugen (Freestone, Prestage et al., 2022). Dies kann wiederum zu einer reduzierten Lebensqualität führen oder depressive Verhaltensänderungen verstärken.

Insgesamt treten unspezifische, aber auch schwerwiegende spezifisch die LGBTQIA+ Community betreffende Folgen auf. Ähnlich verhält es sich mit den Risikofaktoren.

Risikofaktoren sexualisierter Gewalt von LGBTQIA+ Personen

Risikofaktoren, die sexualisierte Gewalterfahrungen bei LGBTQIA+ Personen erhöhen, sind mannigfaltig und komplex. So stellt auf individueller Ebene der Ausdruck von sexueller Identität bzw. Geschlechtsidentität in der Gesellschaft ein Risiko dar, Gewalt oder sexualisierte Gewalterfahrungen durch das Umfeld zu erfahren (Freestone, Prestage et al., 2022). Des Weiteren sind das

Herunterspielen von sexualisierter Gewalt (Gaspar et al., 2021) oder kollektive Trauma-Erfahrungen innerhalb der LGBTQIA+ Community Risikofaktoren, da aufgrund von Normalisierung und Bagatellisierung die Hemmschwelle solcher Taten und ein adäquater Umgang damit reduziert werden kann (de Heer et al., 2021). Anzumerken ist hier, dass diese Faktoren immer in Verbindung mit Gesellschaft und Umfeld zu Risikofaktoren werden. Deshalb ist vor allem der Blick auf die systemischen Risikofaktoren und die komplexe Dynamik von Macht und Hierarchie im System wichtig, um ein Verständnis sowie Aufarbeitung und Prävention zu ermöglichen. Hierzu muss eine diskriminationskritische Perspektive auf das System der Pflege herangezogen werden, welche die komplexen Macht- und Hierarchiedynamiken in Täter-Opfer Dynamiken beleuchtet.

Diskriminationskritische Perspektive der Pflege in Bezug auf LGBTQIA+

Sexualisierte Gewalt ist im Pflegeberuf nicht nur aus individueller Perspektive zu betrachten, sondern immer auch eingebettet in momentane und überdauernde soziale, soziokulturelle und berufliche Machtverhältnisse (Nordstrom, 1996). Sexualisierte Gewalt ist Ausdruck von Machtmissbrauch: Sie zielt darauf ab, eine andere Person durch sexuell konnotierte Handlungen oder Sprache zu unterdrücken und zu unterwerfen. Für Pflegeberufe ist dieses Verständnis von besonderer Bedeutung (Staudhammer, 2018).

Eine diskriminationskritische Perspektive unterscheidet sich von einer Diversitätsperspektive – also der Perspektive auf Vielfältigkeit – darin, dass der Fokus mehr auf dem Hinterfragen und kritischen Reflektieren der diskriminationsfördernden Strukturen und Machteffekten liegt, welche Diskriminierung begünstigen (Mörsch, 2024). Diese Strukturen und Effekte sind intersektional: Merkmale und Diskriminierungsformen auch außerhalb der LGBTQIA+ Community – können sich gegenseitig bedingen, beeinflussen und verstärken.

Systemische Faktoren der sexualisierten Gewalt gegenüber LGTBQIA+ Personen in der Pflege: Macht- Abhängigkeits- und Vulnerabilitätsstrukturen

Sexualisierte Gewalt entsteht nicht im luftleeren Raum, sondern ist eingebettet in strukturelle Bedingungen, die bestimmte Personengruppen — darunter LGBTQIA+ Personen — besonders vulnerabel machen.

Äußere Haltung: Institutionelle Faktoren, die systemische asymmetrische Machtstrukturen verstärken

Sexualisierte Gewalt wird durch Machstrukturen begünstigt. Machtstrukturen innerhalb von Institutionen sind Strukturen, die Personen innerhalb einer Institution die Möglichkeit verleihen, in sozialen Beziehungen den eigenen Willen auch gegen Widerstand durchzusetzen. Somit ist Macht eine Ressource, die auf Basis der institutionellen und sozialen Strukturen manchen Personen gegeben wird (Weber, 1976). Macht entsteht dabei immer in einem Ungleichgewicht, also asymmetrisch erlebten Strukturen (Staub-Bernasconi, 2018). In pflegenden Berufen können drei relevante Beziehungen identifiziert werden, in denen sich ein Machtgefälle institutionell ergeben kann:

- Die Beziehung zwischen pflegender Person (Pflegeperson) und gepflegter Person (Klient:in)
- Die Beziehung zwischen Institution (bspw. Krankenhaus) und pflegender Person (Pflegeperson)
- Die Beziehung zwischen Kolleg:innen und anderen Professionen (Ärzt:innen, Ergotherapeut:innen, Psychotherapeut:innen ...)

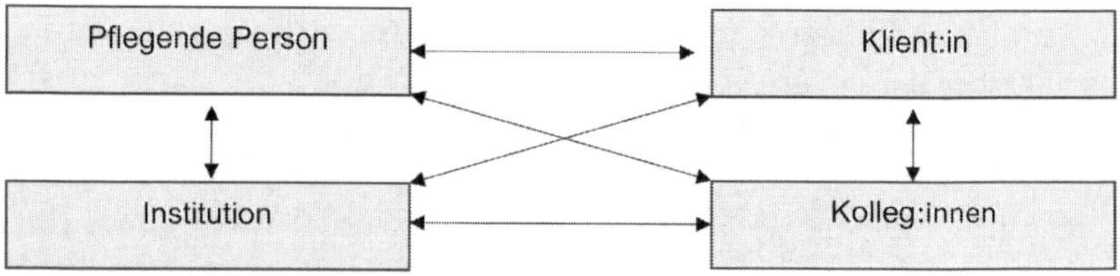

Abbildung 3: Machtbeziehungen innerhalb der Pflegebeziehung (Quelle: Eigene Darstellung 2025)

Macht wird in diesen institutionellen Szenarien auf Basis institutioneller Vorgaben, aber auch Stereotypen und tradierten inneren Einstellungen vergeben und aufrechterhalten. Rigide, hierarchische und asymmetrische Machtstrukturen erhöhen die Wahrscheinlichkeit der Diskriminierung und demnach auch sexualisierter Gewalt. Eine stete Reflexion und Neuordnung hierarchischer Strukturen sind essenziell, um Strukturen, die Machtgefälle und demnach Diskriminierung und sexualisierte Gewalt begünstigen nicht dauerhaft zu etablieren.

Innere Haltung: Individuelle und soziale Faktoren, die systemische asymmetrische Machtstrukturen verstärken

Zusätzlich zu institutionellen Gründen kann eine asymmetrische vertikale Machtstruktur durch Personen innerhalb des Systems selbst etabliert werden: Auf Basis sog. „Ausstattungsmerkmale" wie Hautfarbe, Alter, Geschlecht oder sexueller Identität werden asymmetrische Machtstrukturen in der Interaktion Mensch zu Mensch etabliert (Staub-Bernasconi, 2018; Sagebiel & Pankofer, 2015). Wenn Ausstattungsmerkmale als minderwertig gesehen werden und Aggressor*in und eine Zielperson sich in den Ausstattungsmerkmalen unterscheiden, kann eine Oppressionsmentalität[4] entstehen, die in Kombination mit individuellen und situativen Merkmalen sexualisierte Gewalt begünstigen kann.

4 Oppressionsmentalität bezeichnet die verinnerlichte Akzeptanz der eigenen Unterdrückung: Betroffene nehmen gesellschaftliche Abwertungen und Machtstrukturen, die gegen sie gerichtet sind, als selbstverständlich oder unveränderlich wahr und richten ihr Verhalten und Selbstbild danach aus.

Diese erlebte Asymmetrie und Vertikalität auf Basis der Ausstattungsmerkale kann sexualisierte Gewalt begünstigen und danach als Rechtfertigung für eine solche Tat dienen (Popitz, 1992). Um diesen Faktor vorzubeugen kann es helfen, die Personen im Pflegesystem regelmäßig zu schulen, Schutzräume für Reflexion zu schaffen oder informelle sowie formelle Kanäle des Austausches zu ermöglichen. Auch asymmetrische Machtstrukturen sollten hinterfragt und wenn möglich und nicht funktional oder nützlich angeglichen oder reduziert werden.

Abgeleitete Schritte zur Prophylaxe sexualisierter Gewalt bei LGBTQIA+ Personen:

Das Vorkommen sexualisierter Gewalt gegenüber LGBTQIA+ Personen entsteht also aus einer Kombination aus Institutionellen aber auch individuell-sozialen Faktoren. Als mögliche Stellschrauben zur Prophylaxe von sexualisierter Gewalt gegenüber LGBTQIA+ Personen in der Pflege kann es helfen, dementsprechend folgende konkrete Faktoren zu berücksichtigen:

Institutionelle Gründe:

- Hierarchien: Gibt es klare asymmetrische Machtstrukturen, die ein „Ich über dem anderen" oder „Der Andere über mir" Denken begünstigen?
- Gibt es eine asymmetrische Machtstruktur: Begünstigen also institutionelle Gründe, dass Angehörige der LGBTQIA+-Community als defizitär erlebt werden?
- Gibt es eine Kultur des Schweigens oder es Austausches?
- Reflexionsmöglichkeiten zu gering: Gibt es eine chronische Unterbesetzung, Druck oder zu wenige Pausen?

Individuelle Gründe:

- Gibt es Personen, die ein Aggressionspotenzial haben, sodass eine Oppressionsmentalität entsteht?
- Gibt es passende formelle aber vor allem informelle Kanäle, in denen Personen der LGBTQIA+-Community über mögliche sexualisierte Gewalterfahrungen berichten und sich ggf. Hilfe suchen können?
- Entstehen Aggressionen innerhalb des Systems, welche zu einer Projektion und „Ableitung" möglicher Aggressionen auf Andere führen?
- Fehlende Weiterbildung oder Aufklärung zu LGBTQIA+ Themen: Unwissen und empfundene Fremdartigkeit gegenüber LGTBTQIA+ Personen

(siehe Ausstattungsmerkmale) können Tendenzen zur Diskriminierung und sexualisierter Gewalt erhöhen
- Fehlende Empathie gegenüber anderen Personen begünstigen gewaltvolle Interaktion: Empathie als einer der protektiven Faktoren von Gewaltausübung (Jolliffe & Farrington, 2004)

Reflexionsübung
Übung auf individueller Ebene: Die eigene Positionierung im System
Im ersten Schritt der Prophylaxe steht die Reflexion der eigenen Position als Teil des Pflegesystems innerhalb einer Institution. Diese Übung eignet sich für alle Beteiligten im Pflegeprozess und soll helfen, die eigene Position und mögliche Faktoren zu reflektieren und Perspektivübernahme und Empathie für andere Beteiligte im Pflegesystem zu ermöglichen oder zu verbessern.
Schreiben Sie in drei Spalten auf:
1. „Meine Positionierungen" (z. B. Geschlecht, Alter, Herkunft, Behinderung, sexuelle Orientierung, Rolle in der Pflegehierarchie).
2. „Privilegien/Macht" – Wo habe ich Vorteile oder mehr Handlungsmacht als andere?
3. „Verletzlichkeit/Vulnerabilität" – In welchen Situationen könnte ich selbst Diskriminierung oder sexualisierte Gewalt erfahren?

Sollte es sich um ein System handeln, welches überprüft werden soll, kann es helfen, dies systematisch als Art Genogramm darzustellen und die Machtbeziehung der Einzelnen Akteur:innen zu beschreiben und gemeinsam im Team herauszuarbeiten. Wichtig ist hierbei, besonders auf die Perspektivübernahme der weiteren Akteure im System zu achten und Mitgefühl für andere Personen im System zu verbessern.

2.3 Sexualisierte Gewalt in der Pflege – eine ethische Perspektive

Markus Witzmann, Constanze Giese & Hanna Batzoni

Pflegerische Tätigkeiten sind geprägt von körperlicher Nähe und einem besonderen Vertrauensverhältnis zu den zu pflegenden Menschen und ihren An- und Zugehörigen. Diese Nähe erfordert ein hohes Maß an fachlicher Kompetenz, ethischer Reflexion und professioneller Verantwortung. Das Thema sexualisierte Gewalt im Pflegekontext betrifft alle Praxisfelder der Pflege. Pflegefachpersonen stehen in der Verantwortung, sowohl ihre Klient:innen als auch sich selbst vor Grenzverletzungen zu schützen. Diese reichen von verbalen Belästigungen bis hin zu Übergriffen, wobei beide Gruppen sowohl gewalterlebend als auch gewaltausübend sein können.

Definition und theoretische Grundlagen

Sexualisierte Gewalt in der Pflege wird in der Fachliteratur als multidimensionales Phänomen beschrieben, das einer intersektionalen Betrachtung bedarf (Büscher et al., 2020). Nach der Definition von Görgen (2006) umfasst sie ein breites Spektrum an Grenzverletzungen:

Verbale Übergriffe: Sexualisierte Kommentare, unangemessene Witze

> Praxisbeispiel: Eine Pflegefachperson lässt bei der Intimpflege eines älteren bettlägerigen Herrn die Zimmertür offen stehen und macht anzügliche Bemerkungen.

Erläuterung: Dieses Beispiel illustriert einen Übergriff durch eine Pflegefachperson gegenüber einem pflegebedürftigen Menschen. Die Kombination aus verbaler sexualisierter Grenzüberschreitung und der Missachtung der Intimsphäre durch das Offenlassen der Zimmertür stellt eine Verletzung professioneller Standards und der Würde des Pflegebedürftigen dar.

Ungewollte Berührungen: Berührungen, die über die notwendigen Pflegehandlungen hinausgehen

Praxisbeispiel: Während eines Hausbesuchs wird eine junge weibliche Pflegefachperson von einem männlichen Klienten, als sie ihn aus dem Bett mobilisiert, wiederholt anlasslos am Gesäß berührt. Als sie dies anspricht, behauptet er, es sei versehentlich passiert. Als sie ihrem Vorgesetzten davon berichtet, erhält sie die Antwort: „Der ist halt alt, da müssen Sie nicht so empfindlich sein."

Erläuterung: Dieses Beispiel verdeutlicht die Problematik sexualisierter Gewalt von einer pflegebedürftigen Person gegenüber einer Pflegefachperson und zeigt zugleich, wie strukturelle Rahmenbedingungen und fehlendes Problembewusstsein (fehlende Awareness) solche Übergriffe begünstigen können.

Missachtung der Intimsphäre: Fehlende Abdeckung, unnötige Entblößung

Praxisbeispiel: Eine Bewohnerin mit fortgeschrittener Demenz wird während der Morgenpflege von einem Pflegehelfer mit den Worten „Na, Sie sehen heute wieder sexy aus" angesprochen. Die Pflegefachperson zieht die Bettdecke ohne Vorankündigung komplett weg und beginnt unmittelbar mit der Intimpflege.

Erläuterung: Dies stellt einen Fall eines verbalen Übergriffs und einer Missachtung der Intimsphäre dar.

Sexuelle Belästigung: Verbale oder nonverbale sexualisierte Angebote, Aufforderungen zu sexuellen Handlungen unter Ausnutzung von Abhängigkeitsverhältnissen

Praxisbeispiel: Eine Auszubildende/Studierende hilft einem männlichen Patienten bei der Körperpflege. Der Mann kann sich weitgehend selbst waschen und benötigt nur wenig Unterstützung. Als sie zur Intimpflege kommen, macht er die Beine breit und fordert die Auszubildende/Studierende mit einem sexualisierten Kommentar auf, diese für ihn zu übernehmen.

Dieses Beispiel zeigt sexuelle Belästigung und Nötigung durch einen Patienten gegenüber einer Auszubildenden. Die Ausnutzung der Pflegesituation sowie die besondere Vulnerabilität von Auszubildenden werden hier deutlich. Solche Situationen erfordern klare institutionelle Schutzkonzepte und Unterstützungsstrukturen für Pflegende in Ausbildung.

Sexuelle Nötigung oder Missbrauch: Sexuelle Handlungen, die gegen den Willen einer Person vorgenommen werden, werden als sexuelle Nötigung bezeichnet, als Missbrauch, wenn dabei eine Macht- oder Autoritätsposition ausgenutzt wird.

Praxisbeispiel: Ein Bewohner eines Pflegeheims mit schwerer kognitiver Beeinträchtigung wird nachts regelmäßig von einem Pflegehelfer bei der Intimpflege unsachgemäß berührt. Der Bewohner kann sich aufgrund seiner Erkrankung nicht verbal äußern, zeigt aber deutliche Zeichen von Angst und Abwehr, wenn der Pflegehelfer zur Pflege kommt. Eine Kollegin bemerkt die Verhaltensänderungen des Bewohners und das Verhalten des Pflegehelfers und meldet ihre Beobachtungen der Pflegedienstleitung.

Dieses Beispiel zeigt sexuellen Missbrauch einer besonders vulnerablen Person in einer Pflegeeinrichtung. Die Ausnutzung der kognitiven Beeinträchtigung und der Abhängigkeit in der Pflegesituation stellt einen schwerwiegenden Übergriff dar. Die Aufmerksamkeit der Kollegin und ihre Bereitschaft, Auffälligkeiten zu melden, sind entscheidend für den Schutz des Bewohners.

Wie bereits beschrieben betont die sozialwissenschaftliche Forschung, dass sexualisierte Gewalt von jeder Person ausgeübt und erlebt werden kann (siehe hierzu auch Kap. 2.2). In den weit überwiegenden Fällen gehen die Übergriffe von männlichen Personen aus. In frauenspezifischen Berufsfeldern wie dem Gesundheits- und Sozialwesen ist das Risiko von sexueller Belästigung am Arbeitsplatz betroffen zu werden überdurchschnittlich ausgeprägt. Für Personen, die wegen ihres Namens oder Aussehens als nichtdeutsch wahrgenommen werden, wie auch für Personen mit Behinderung(en) erhöht sich das Risiko weiter (Schröttle et al. 2019, Krok 2023). Dies erfordert ein differenziertes Verständnis der Machtdynamiken und strukturellen Rahmenbedingungen.

Prävalenz und Forschungsstand

Wissenschaftliche Erkenntnisse machen deutlich, dass sexualisierte Gewalt in der Pflege ein systematisches Problem darstellt und nicht als isolierte Einzelfälle betrachtet werden kann (Lindenmeyer & Uzarewicz, 2022). Die Prävalenzraten variieren je nach Definition und Setting:

In der Langzeitpflege belegen Studien, dass bis zu 16 % der pflegebedürftigen Personen von sexuellen Übergriffen betroffen sind (World Health Organization, 2023).

Empirische Untersuchungen von Falk-Rafael und Betker (2022) zeigen, dass auch Pflegende in erheblichem Maße von sexualisierter Gewalt betroffen sind.

Merke: Sexualisierte Gewalt in der Pflege ist kein Einzelphänomen, sondern ein strukturelles Problem, das systematische Prävention und Intervention erfordert.

Pflegeethische Reflexion: Vulnerabilität und Machtasymmetrien

Inzwischen besteht weitgehend Konsens darüber, dass die Demonstration von Macht ein zentraler Faktor bei sexueller Belästigung, Nötigung und Gewalt ist. Dem Moment der Beschämung der anderen Person kommt dabei eine zentrale Bedeutung zu (Schröttle et al., 2019). Kulturell zum Teil fest verankerte Formen von Diskriminierung und Benachteiligung führen zu einer Verfestigung des Problems, wie Iris Marion Young in ihren Arbeiten zu Macht und Unterdrückung herausgearbeitet hat (Young, 2011) (siehe hierzu auch Kap. 2). Hier zeigt sich der Wert einer intersektionalen Betrachtung des Phänomens.

Das Konzept der Vulnerabilität (Verletzlichkeit) ist zentral für das Verständnis sexualisierter Gewalt in der Pflege. Butler (2004) beschreibt Vulnerabilität als grundlegende menschliche Verfasstheit, die in Pflegebeziehungen besonders zutage tritt. Im Pflegekontext besteht eine strukturelle Machtasymmetrie. Macht manifestiert sich in der körperlichen Dimension der Pflege und in institutionellen Rahmenbedingungen (Giese, 2019).

Hilfe- und pflegebedürftige Menschen sind durch ihre physischen und teilweise kognitiven Einschränkungen besonders vulnerabel (Kitwood, 2019), wie sich auch in empirischen Untersuchungen hat zeigen lassen (Teaster et al., 2020). Dies betrifft besonders Personen, die

- bei intimen Verrichtungen auf Hilfe angewiesen sind
- in ihrer Kommunikationsfähigkeit eingeschränkt sein können (besonders bei kognitiven Einschränkungen)
- von der Unterstützung anderer abhängig sind (Abhängigkeit)
- und negative Konsequenzen für sich fürchten (etwa Hilfe zu verlieren), wenn sie Übergriffe melden (Schweigen aus Angst)

Vulnerabilität ist bidirektional (in zwei Richtungen zu verstehen), auch hierfür gibt es empirische Belege (Falk-Rafael & Betker, 2022):

- die körperliche Nähe zu pflegebedürftigen Personen
- mögliche Übergriffe seitens der Klient:innen
- strukturelle Bedingungen, die Überlastung fördern
- Rollen- und Verantwortungskonfusion, wenn Pflegende als der Fürsorge verpflichtete wohlwollende Helfer: innen, zu Opfern werden

Personen mit kognitiven Beeinträchtigungen, demenziellen Erkrankungen oder anderen Einschränkungen tragen ein besonders erhöhtes Risiko in Pflegesituationen Opfer von Übergriffen zu werden. Das Gleiche gilt für Personen, die als nicht-deutsch und nicht weiß zugeordnet werden. Die folgenden Beispiele verdeutlichen, dass die Pflegesituation selbst bereits ein Machtgefälle und eine Abhängigkeit schafft, die sexualisierte Grenzverletzungen ermöglichen konnen:

Praxisbeispiel: Ein 87-jähriger Mann mit fortgeschrittener Parkinson-Erkrankung ist für die tägliche Körperpflege vollständig auf Hilfe angewiesen. Während einer Pflegesituation fühlt er sich unwohl bei der Art, wie eine bestimmte Pflegefachperson ihn berührt, kann dies aber aufgrund seiner Sprachschwierigkeiten nicht klar kommunizieren. Aus Angst, dass er als „schwieriger Patient" eingestuft wird und weniger Zuwendung erhält, vermeidet er jegliche Beschwerde.

Praxisbeispiel: Eine thailändische Pflegefachperson wird von einem 35-jährigen Patienten, der wegen eines Sportunfalls in der Klinik ist, gefragt, warum sie nach Deutschland gekommen sei, wo in Thailand doch das Wetter viel besser sei und sie dort mit deutschen Männern viel leichter ihr Geld verdienen könne als hier in der Klinik. Sein Bettnachbar meint dazu, das „sexy Schwesterndress" könne dabei durchaus hilfreich sein, es stehe ihr ausgezeichnet.

Merke: Pflegesituationen sind gekennzeichnet durch mehrfache Vulnerabilität, durch körperliche Nähe und Abhängigkeiten, Kommunikationsbarrieren und Formen der Machtausübung und Beschämung, dies erfordert besondere Aufmerksamkeit und Achtsamkeit in Pflege- und kollegialen Beziehungen.

Ethische Grundlagen in der Pflegeethik

Um der pflegeprofessionellen Verantwortung in derart komplexen Situationen gerecht zu werden, orientieren sich Pflegefachpersonen weltweit am Ethikkodex des International Council of Nurses (ICN, 2021), an dessen Erarbeitung und Ratifizierung auch Vertreter des deutschen Berufsverbands für Pflegeberufe (DBfK) beteiligt waren.

Berufsgruppenübergreifend bieten sich zudem die vier Prinzipien biomedizinischer Ethik nach Beauchamp und Childress (2019) als systematischer Analyserahmen an.

Aufgrund der Bedeutung des Beziehungskontextes (Pflegebeziehung) in dem die Übergriffe geschehen, ergeben sich aus der Care-Ethik weitere wichtige ethische Bezüge. Wenn sie im Gesundheitsbereich historisch auch zunächst vor allem über die professionelle Pflege Verbreitung fand, kann sie heute als Grundlage der Berufsethik aller Heilberufe angesehen werden (Biller-Adorno, 2021). Zu diesen Grundlagen im Einzelnen:

Der professionsethische Kodex des ICN

Der Ethikkodex bietet mit seinem menschenrechtlichen Begründungshorizont einen klaren Handlungsrahmen auch zu Fragen sexueller Belästigung, Nötigung und Gewalt. Er adressiert nicht nur Pflegefachpersonen, die in der Versorgungspraxis arbeiten, sondern gemäß dem Pflegeverständnis des ICN auch jene, die in Lehre, Wissenschaft, Management, Führung und Leitung oder Pflegepolitik tätig sind. Die verschiedenen relevanten Perspektiven lassen sich anhand der Elemente des Kodex rekonstruieren:

- Das erste der vier Elemente geht in einigen Punkten dezidiert auf die Verantwortung der Pflegefachperson für die Gestaltung der Pflegebeziehung und gegenüber der pflegebedürftigen Person ein. Grundlegend steht jede Pflegehandlung vor dem Anspruch die Menschen- und Grundrechte sowie die Werte der zu pflegenden Person zu respektieren (1.1). Der Schutz der Privatsphäre und ein respektvoller Umgang mit der Person sowie ihrer sozialen und kulturellen Identität werden vorausgesetzt (1.3, 1.4, 1.5). Die Menschen- und Grundrechte der Pflegefachperson sind genauso zu schützen (1.2).
- Gemäß dem zweiten Element, das die berufliche Praxis fokussiert, gehört der Schutz der eigenen Person und ihrer Würde (2.4) ebenso zur ethisch begründeten Berufsausübung. Diese Verpflichtung zum Selbstschutz von Anfang an zu vermitteln ist folglich Aufgabe der Pflegelehrenden in beruflicher wie hochschulischer Bildung. Pflegeprofessionelles Verhalten steht vor dem Anspruch die eigenen Grenzen zu respektieren und zu schützen, gerade auch in der Gestaltung der Pflegebeziehung (2.5). Der Schutz der Patientensicherheit und der Umgang mit Fehlern und Fehlverhalten ist hinsichtlich möglicher Übergriffe seitens Kolleg:innen im Team zu beachten (2.7, 2.10).
- Die Verantwortung für eine positive und konstruktive Gestaltung der Arbeitsumgebung, wie in Element 3 (3.4) gefordert, ist hinsichtlich der Schaffung geeigneter Strukturen zur Vermeidung und Aufarbeitung von Übergriffen egal von welcher Seite, relevant. Hier ist das Pflegemanagement in einer besonderen Verantwortung, einer Kultur der Bagatellisierung entgegenzutreten und adäquate Strukturen und Prozesse zur Prävention und wenn nötig Aufarbeitung sexueller Übergriffe jeder Art zu implementieren.

Besonders herausfordernd ist der Umgang mit Übergriffen von Klient:innen auf Pflegende, stellen sie doch die Möglichkeit der eigenen Aufgabe und Verantwortung nachzukommen in Frage. Für viele Pflegende ist das Ziehen klarer Grenzen und das Eintreten für die eigene physische und psychische Integrität noch nicht selbstverständlicher Teil des Berufsethos. Als ebenso herausfordernd wird der Umgang mit Fehlverhalten von Kolleg:innen aus dem Pflegeteam erlebt, denn eine qualitativ hochwertige Pflege als Teamarbeit ist auf die zuverlässige Einhaltung der berufsethischen Maxime angewiesen. Hier leistet der ICN-Ethikkodex in seiner Neufassung von 2021 durch seine klare Positionierung einen wesentlichen Beitrag für den Care-Beruf Pflege auf seinem Weg von einem (selbstausbeuterischen und duldsamen) Liebesdienst hin zu einem unverzichtbaren Heilberuf und professionellen Selbstverständnis.

Prinzipienethisch orientierte Betrachtung

Prinzipienorientierte Zugänge sind in Pflegepraxis und -lehre sowie in der Ethikberatung weit verbreitet (Riedel et al., 2017, S. 163). Gerade im interdisziplinären ethischen Diskurs wird auf die Prinzipien der Bioethik nach Beauchamp und Childress (2024) Bezug genommen, sie werden zunehmend bereits in den primärqualifizierenden Bildungsgängen vermittelt. Zu den Prinzipien im Einzelnen:

Achtung der Autonomie

Der Respekt vor der Autonomie betont die Würde jedes Menschen und das Recht auf Selbstbestimmung über den eigenen Körper und seine Intimsphäre. Dies bedeutet konkret:

- Einholung einer informierten Einwilligung (informed consent) vor jeder intimen Pflegehandlung
- Respektierung individueller Wünsche bezüglich der Durchführung von Pflegemaßnahmen
- Wahrung der Privatsphäre und Intimität

Praxisbeispiel: Autonomieachtung bei der Morgenpflege
Bei der Morgenpflege eines 72-jährigen Patienten nach einem Schlaganfall klopft die Pflegefachperson an, wartet auf die Antwort und erklärt dann genau, welche Pflegehandlungen sie durchführen möchte. Sie fragt: „Ist es für Sie in Ordnung, wenn ich Ihnen jetzt bei der Intimhygiene helfe? Möchten Sie, dass ich Ihnen einen Waschlappen gebe, damit Sie bestimmte Bereiche selbst waschen können?" Sie respektiert seine Entscheidung, bestimmte Körperteile selbst zu waschen, und unterstützt ihn dabei. Dies ist ein positives Beispiel für die Achtung der Autonomie.

Ethische Herausforderungen für Pflegende stellen autonome Wünsche von Klient:innen bezüglich der Erfüllung sexueller Bedürfnisse dar, zumal dann, wenn diese keine Belästigungsabsicht verfolgen, sondern schlicht der Unterstützung bedürfen, oder wenn der Hintergrund ihrer Äußerung aufgrund kognitiver Einschränkungen im Unklaren bleibt. Gerade im Bereich der Langzeitpflege oder der Behindertenhilfe ist für Pflegende eine Auftrags- und Rollenklärung vor dem Anspruch eines holistischen Pflegeverständnisses bei sexuell konnotierten Bedürfnisäußerungen unumgänglich. Hier bietet die Sexualassistenz eine Möglichkeit, Bedürfnisse nach Intimität und Nähe auf würdevolle Weise zu erfüllen, ohne dass Pflege(fach)personen über ihre beruflichen Grenzen hinaus belastet werden (Gatterer 2019, Münzenhofer 2024).

Nichtschaden-Prinzip (Non-Maleficence)
Das Nicht-Schaden-Prinzip verpflichtet Pflegende, physischen und psychischen Schaden von Patient:innen abzuwenden und bei jeder Maßnahme darauf zu achten, dass sie nicht mehr Schaden als Nutzen bringt. Im Kontext sexualisierter Gewalt umfasst dies:

- Vermeidung jeder Form von Grenzverletzung und Übergriffen
- Konsequente Reflexion der Folgen des eigenen Pflegehandelns
- Wachsamkeit gegenüber potenziell schädigenden Situationen und Strukturen

Prinzip der Benefizienz

Das Prinzip der Benefizienz betont die Verantwortung für das Wohlergehen der uns anvertrauten Menschen. In der Pflege wird damit auch das konsequente Einnehmen einer benevolenten, fürsorglichen Haltung verbunden, was einen respektvollen Umgang mit Intimität und sexueller Selbstbestimmung einschließt. Konkret bedeutet es die:

- Aktive Förderung des Wohlbefindens durch schützende Maßnahmen
- Aufmerksame Wahrnehmung von Bedürfnissen und Grenzen
- Professionelle Sorge ohne Bevormundung

Gerechtigkeitsprinzip (Justice)

Das Prinzip fordert eine gerechte Verteilung von Nutzen, Risiken und Kosten, im Sinne der Fairness verlangt es Vermeidung und Ausgleich von Benachteiligungen und Schutz vor Diskriminierung (Beauchamp und Childress, 2024). Im Pflegekontext bedeutet dies insbesondere:

- Prozessuale Gerechtigkeit: Faire und transparente Verfahren bei der Aufklärung von Vorfällen, sowohl für Betroffene als auch für Beschuldigte (Krug et al., 2002).
- Distributive Gerechtigkeit: Angemessene Ressourcen für Präventionsmaßnahmen, Schulungen und psychosoziale Betreuung (Görgen, 2006).
- Strukturelle Gerechtigkeit: Anerkennung und Bekämpfung systemischer Faktoren wie Personalmangel oder hierarchischer Strukturen, die sexualisierte Gewalt begünstigen können (Haubner, 2017).

Pflegeeinrichtungen sollten klare Richtlinien und Meldeverfahren etablieren, die allen zugänglich sind und konsequent angewendet werden (Johannesen & LoGiudice, 2013). Ziel ist eine Kultur, in der Betroffene gehört werden und Beschwerden ernst genommen werden, ohne dass bestimmte Gruppen benachteiligt werden (Rosen et al., 2019).

Besonders wichtig ist die Anerkennung der Machtverhältnisse in Pflegesituationen und die Schaffung von Ausgleichsmechanismen, die die inhärente Verletzlichkeit der pflegebedürftigen Personen berücksichtigen (Rabold & Görgen, 2007; Hirsch & Brendebach, 1999).

Der spezifische Beitrag der Care-Ethik

Sowohl der Ethikkodex des ICN als auch die prinzipienethische Betrachtung nehmen Aspekte der Care-Ethik bereits auf. Die Care-Ethik ist darüber hinaus die ethische Theorie, die der Pflege in ihrer spezifischen Nähe zum Menschen in seiner Leiblichkeit, Vulnerabilität und Relationalität in expliziter Weise Rechnung trägt. Die verschiedenen Ansätze der Care-Ethik kommen darin überein, dass es angesichts moralischer Herausforderungen und ethischer Fragen nicht genügt, verallgemeinerbare, prinzipiell richtige Antworten zu suchen. Es geht immer auch um die Einmaligkeit der Personen, um die konkrete Situation und den Beziehungskontext, in dem sie miteinander interagieren (Giese, 2025). Aufgrund dieser Einmaligkeit verbieten sich hinsichtlich der Deutung sexualisierter Äußerungen und sexueller Übergriffe von beiden Seiten vorschnelle Schuldzuweisungen genauso wie das vorschnelle Absprechen von Verantwortungsfähigkeit, etwa bei Personen mit demenziellen Veränderungen (Gatterer, 2019). Ob krankheitsbedingt mangelnde Impulskontrolle oder Situationsverkennung vorliegt, ist zu bedenken. Dies automatisch zu unterstellen wäre aber wiederum diskriminierend und trägt der Einmaligkeit der Personen nicht Rechnung.

Merke: Der Umgang mit sexuellen Übergriffen und die Einmaligkeit der Beziehungskontexte in der Pflege bedarf einer klaren ethischen Orientierung und pflegeprofessionellen Haltung, wie sie der ICN-Ethikkodex vorgibt.

Fazit

Die ethische Reflexion sexualisierter Gewalt in der Pflege erfordert ein vielschichtiges Verständnis der zugrunde liegenden Machtdynamiken und Vulnerabilitäten. Die dargestellten Praxisbeispiele verdeutlichen, dass sexualisierte Gewalt ein bidirektionales Phänomen ist, das sowohl Pflegebedürftige als auch Pflegende betreffen kann. Die strukturellen Asymmetrien in Pflegebeziehungen – gekennzeichnet durch körperliche Nähe, Abhängigkeiten und institutionelle Rahmenbedingungen – schaffen besondere Risikosituationen, die einer kontinuierlichen ethischen Aufmerksamkeit bedürfen. Der ICN-Ethikkodex sowie die vier biomedizinethischen Prinzipien nach Beauchamp und Childress bieten einen fundierten Orientierungsrahmen für die professionelle Praxis. Der Respekt vor der Autonomie, das Nicht-Schaden-Prinzip, das Prinzip der Benefizienz und das Gerechtigkeitsprinzip bilden gemeinsam mit dem care-ethischen Ansatz die Grundlage für einen würdevollen und schützenden Umgang mit allen Beteiligten in der Pflege. Besonders die Anerkennung der inhärenten Verletzlichkeit beider Seiten und die Schaffung gerechter institutioneller Strukturen sind zentral für die Prävention und angemessene Intervention bei sexualisierter Gewalt.

Reflexionsfragen

- Welche strukturellen und institutionellen Rahmenbedingungen in Ihrer eigenen Arbeitsumgebung könnten sexualisierte Gewalt begünstigen oder verhindern? Reflektieren Sie dabei sowohl Risikofaktoren (z. B. Personalmangel, fehlende Supervision, unklare Meldestrukturen) als auch Schutzfaktoren (z. B. Schulungen, klare Richtlinien, offene Kommunikationskultur).
- Wie können die vier biomedizinethischen Prinzipien (Autonomie, Nicht-Schaden, Benefizienz, Gerechtigkeit) konkret in Situationen angewendet werden, in denen ein Verdacht auf sexualisierte Gewalt besteht? Welche Prinzipien könnten in bestimmten Situationen miteinander in Konflikt geraten, und wie würden Sie solche Dilemmata lösen?
- Inwiefern trägt eine intersektionale Perspektive zum Verständnis und zur Prävention sexualisierter Gewalt in der Pflege bei? Denken Sie dabei an verschiedene Dimensionen wie Geschlecht, Herkunft, Alter, Behinderung und sozioökonomischen Status – sowohl aufseiten der Pflegenden als auch der Pflegebedürftigen.
- Welche persönlichen Grenzen und Reaktionsmuster nehmen Sie bei sich selbst wahr, wenn Sie mit den Themen sexualisierte Gewalt, Intimität und Scham in der Pflege konfrontiert werden? Wie können Sie als Pflegefachperson sowohl Ihre eigenen Grenzen wahren als auch die Vulnerabilität Ihrer Klient:innen professionell begleiten?

3 Strategien zur Prävention sexualisierter Gewalt aus der Praxis

Beginnen wir mit einer besonders vulnerablen Gruppe: Studierende und Auszubildende in der Pflege erleben sexualisierte Gewalt häufiger als etablierte Fachpersonen. Unsicherheit, Abhängigkeitsverhältnisse und fehlende Handlungssicherheit machen sie zu einer Risikogruppe, die besonderen Schutz und Unterstützung benötigt.

3.1 Strategien zur Prävention sexualisierte Gewalt – die Perspektive Studierender und Auszubildender in der Pflege

Monika Schaffner & Andreas Fraunhofer

Zum aktuellen Zeitpunkt existieren nur wenige Studien zu sexualisierter Gewalt gegen Pflegestudierende und Auszubildende. Dennoch zeigt die aktuelle Datenlage ein alarmierendes Bild. Eine Metaanalyse ergab, dass rund 62 % der Pflegestudierenden und Auszubildenden während ihrer Ausbildung mindestens einmal Gewalt erleben – darunter verbale Belästigungen, Mobbing und sexualisierte Gewalt (Mohamed et al., 2024). Internationale Studien untermauern diese Befunde: Eine britische Studie des Nursing and Midwifery Council (2021) berichtet, dass 25 % der Auszubildenden im Gesundheitswesen sexualisierte Gewalt durch Vorgesetzte, Kolleg:innen oder Patient:innen erfahren. In den USA gaben 58 % der Pflege(fach)personen in einer Befragung der American Nurses Association (2019) an, am Arbeitsplatz belästigt worden zu sein, wobei Auszubildende als besonders gefährdet gelten.

Es wird angenommen, dass die Dunkelziffer bei der Meldung von Gewaltereignissen durch Auszubildende und Studierende in der Pflege beträchtlich ist und die eigentlichen Prävalenzen deutlich höher liegen (Hallett et al., 2023; Mohamed et al., 2024). Trotz dieser erschreckenden Zahlen bleiben die meisten Vorfälle ungemeldet. Die Gründe hierfür sind vielfältig. Sie reichen von Angst vor Repressalien – etwa dem Scheitern der Ausbildung – bis zur internalisierten Vorstellung, Übergriffe seien „Teil des Jobs“. Eine Kultur des Schweigens verstärkt das Problem zusätzlich: Viele Einrichtungen verfügen weder über

Leitlinien und klare Meldewege noch über Schulungen oder Unterstützungsangebote. Besonders besorgniserregend ist, dass laut einer Studie von Adler et al. (2021) trotz des gehäuften Vorkommens sexueller Belästigung im Gesundheitsbereich 32,5 % der Teilnehmenden keine Maßnahmen gegen sexualisierte Gewalt kannten.

Auswirkungen sexualisierter Gewalt

Die Auswirkungen sexualisierter Gewalt auf Pflegestudierende und Auszubildende sind vielfältig und tiefgreifend. Kahsay et al. (2020) identifizierten in einer Metaanalyse, dass 44,6 % der betroffenen Pflegefachpersonen psychische, 30,19 % physische und 61,26 % emotionale Probleme nach einem sexuellen Übergriff entwickelten. 51,79 % entwickelten eine psychische Störung und 16,02 % soziale Gesundheitsprobleme. Neben anderen Faktoren ist Gewalterfahrung ein Grund für den vorzeitigen Abbruch der Ausbildung (Clark et al., 2012; Courtney-Pratt et al., 2018; Dafny et al., 2023). Außerdem beeinträchtigt sexualisierte Gewalt das Wohlbefinden und den Lernerfolg der Studierenden und Auszubildenden (Smith et al., 2023).

Diese Auswirkungen beschränken sich nicht nur auf die Betroffenen, sondern haben auch Konsequenzen für die Qualität der zukünftigen Patient:innenversorgung und den bereits bestehenden Fachkräftemangel in der Pflege.

Machtdynamiken und Vulnerabilität in der Pflegeausbildung

Die besondere Vulnerabilität von Auszubildenden und Pflegestudierenden, insbesondere während der klinischen Praktika, verdeutlicht die in der Bildungs- und Gesundheitshierarchie inhärenten Machtungleichgewichte (Smith et al., 2023). Studierende könnten aufgrund der Angst vor negativen Auswirkungen auf ihre Noten oder Karrierechancen zögern, Belästigungen zu melden oder anzusprechen.

Ein besonderes Phänomen stellt die Machtverschiebung in intimen Pflegesituationen dar. Wenn Pflegebedürftige Körperpflege trotz sachlicher Handhabung seitens der Auszubildenden und Studierenden als eine sexuelle Handlung wahrnehmen, kann diese Situation für eine Machtverschiebung ausgenutzt werden. Somit verändert sich das Rollenverhältnis und Pflegeempfangende können sich über die Pflegenden stellen (Adler et al., 2021).

Die Komplexität des Problems wird durch die Tatsache verstärkt, dass gewaltausübende Personen Patient:innen, Kolleg:innen oder Vorgesetzte sein können. Dies verdeutlicht die Notwendigkeit unterschiedlicher Präventionsstrategien, die die spezifischen Machtdynamiken in verschiedenen Konstellationen berücksichtigen müssen.

Praxisbeispiel: Strategien zur Prävention sexualisierter Gewalt – Die Perspektive Studierender und Auszubildender

Lena, 21 Jahre, befindet sich im zweiten Ausbildungsjahr zur Pflegefachfrau. Ihr Praxisanleiter Thomas, ein erfahrener Pflegefachmann Mitte 40, ist für ihre praktische Beurteilung verantwortlich. In den ersten Wochen lobt er ihre Arbeit und betont wiederholt, wie wichtig seine Einschätzung für ihren Ausbildungserfolg sei.

Nach einigen Wochen beginnt Thomas, Lenas Erscheinungsbild zu kommentieren: „Das Oberteil steht dir gut" oder „Du siehst heute wieder besonders hübsch aus". Bei Demonstrationen am Patient:innenbett steht er auffällig nah hinter ihr, berührt ihre Schultern oder legt kurz die Hand auf ihren Rücken – angeblich, um sie zu „führen". In der Umkleide wartet er manchmal „zufällig" vor der Tür und fragt, ob sie gemeinsam einen Kaffee trinken möchten.

Lena fühlt sich zunehmend unwohl, weiß aber nicht, wie sie reagieren soll. Sie fragt sich: „Bin ich überempfindlich? Das ist doch vielleicht nur nett gemeint?" Gleichzeitig hat sie Angst: Thomas muss ihr Praxiseinsatz bewerten. Eine schlechte Beurteilung könnte ihre Ausbildung gefährden. Als sie einer Mitschülerin davon erzählt, meint diese: „Der ist halt so, nimm's nicht persönlich. Wenn du dich beschwerst, hast du nur Ärger."

Lena schweigt weiter. In ihrer letzten Zwischenbeurteilung schreibt Thomas: „Lena arbeitet gut, könnte aber an ihrer Offenheit und Teamfähigkeit arbeiten."

Reflexionsfragen

- Welche Machtmechanismen werden in dieser Situation sichtbar?
- Warum fällt es Lena schwer, das Verhalten anzusprechen oder zu melden?
- Welche strukturellen Faktoren begünstigen solche Situationen?
- Was könnte die Einrichtung tun, um Lena (und andere Auszubildende) besser zu schützen?
- Wie könnten Kolleg:innen intervenieren, wenn sie solche Situationen beobachten?

Präventionsansätze für Pflegestudierende und -auszubildende

International wurden bereits zahlreiche Interventionen für Pflegefachpersonen zur Gewaltprävention entwickelt. Dennoch können diese nur eingeschränkt für Pflege-studierende und -auszubildende genutzt werden, da sie meist eine gewisse Erfahrung mit der Bewältigung von Gewaltsituationen sowie fachliches Wissen voraussetzen. Nur wenige Publikationen beschäftigen sich mit der Entwicklung von Interventionen, die sich auf die Gruppe der Studierenden und Auszubildenden fokussieren (Berufsgenossenschaft für Gesundheitsdienst und Wohlfahrtspflege, 2025).

Jeong und Lee (2020), Chang et al. (2021), Yang und Kim (2022) und Nag et al. (2023) evaluierten verschiedene zum Teil digitale Ausbildungsmodule, Trainingseinheiten und Informationsmaterialien zum Thema Gewaltprävention für Pflegestudierende und -auszubildende. Die Ergebnisse der untersuchten Interventionen zeigten unter anderem eine Steigerung der Selbstwirksamkeit, des Sicherheitsgefühls und des Selbstvertrauens im Umgang mit Gewaltsituationen.

Des Weiteren müssen effektive Präventionsstrategien sowohl auf der individuellen als auch auf der strukturellen Ebene ansetzen. Zu diesem Schluss kommt unter anderem auch eine Studie im Auftrag der Antidiskriminierungsstelle des Bundes „Beispiele Guter Praxis zur Prävention und Intervention von sexueller Belästigung im Arbeitsleben" (Nägele et al., 2021).

Zusammenfassend könnten verschiedene präventive Ansätze für Pflegestudierende und -auszubildende wie folgt adaptiert und weiterentwickelt werden:

Bereits zu Beginn der Ausbildung müssen Studierende und Auszubildende über verschiedene Formen sexualisierter Gewalt, deren Prävalenz und Auswirkungen informiert werden. Dies schafft ein Bewusstsein für potenzielle Gefährdungssituationen und ermöglicht eine frühzeitige Erkennung problematischer Verhaltensweisen.

Kompetenz- und praxisorientiertes Lernen kann den Studierenden und Auszubildenden helfen, Grenzverletzungen effektiver zu erkennen und darauf zu reagieren. Dazu gehören Techniken des Grenzensetzens, Kommunikationsstrategien und Selbstverteidigungsansätze.

Die Förderung einer Kultur des Respekts und der Sicherheit in Ausbildungseinrichtungen ist fundamental. Dies erfordert eine klare Positionierung der Institutionen gegen sexualisierte Gewalt und die Implementierung entsprechender Werte und Normen.

Die Etablierung klarer, niedrigschwelliger und vertrauensvoller Meldewege ist essenziell. Dies umfasst sowohl interne als auch externe Ansprechpersonen sowie anonyme Meldemöglichkeiten in den Ausbildungseinrichtungen. Vorgefertigte, niedrigschwellige Formulare können das Einreichen von Beschwerden erleichtern.

Die Schulung zur sicheren und effektiven Intervention in Situationen potenzieller oder tatsächlicher sexueller Belästigung oder Gewalt ist sowohl für Studierende und Auszubildende als auch für Lehrende und Praxisanleitende wichtig.

Betroffene benötigen Zugang zu professioneller psychologischer Unterstützung, Beratungsstellen und Therapieangeboten. Informationen über verfügbare Unterstützungsdienste und externe Ressourcen müssen leicht zugänglich sein.

Curriculare Integration: Ein Modulkonzept für die Pflegeausbildung

Prävention von sexualisierter Gewalt ist in den Modulhandbüchern des Pflegestudiums und den Lehrplänen der Pflegeausbildung noch nicht ausreichend fest verankert. Während es in Deutschland einen Rahmenlehrplan für die Pflegeausbildung gibt, der die Thematisierung der Gewaltprävention im dritten Ausbildungsjahr empfiehlt, fehlen verbindliche Vorgaben für das Studium und die Ausbildung. Daher sollte die Prävention von sexualisierter Gewalt als verpflichtender Bestandteil in der Pflegeausbildung und im Pflegestudium verankert werden, um eine umfassende Vorbereitung der Studierenden und Auszubildenden auf den Umgang mit Gewaltsituationen sicherzustellen.

Ein umfassendes Modul zur Prävention sexualisierter Gewalt sollte folgende Komponenten umfassen:

Lernziele

Nach Abschluss des Moduls sollten die Studierenden in der Lage sein:

- Sexualisierte Gewalt und ihre verschiedenen Formen im Kontext der Pflege zu definieren und zu erkennen
- Die Prävalenz und Auswirkungen sexualisierter Gewalt auf Pflegestudierende zu verstehen
- Den rechtlichen Rahmen in Deutschland zu beschreiben
- Präventionsstrategien zu entwickeln und anzuwenden
- Angemessene Bewältigungsmechanismen und Unterstützungsressourcen zu identifizieren
- Interventionsstrategien bei Übergriffen zu entwickeln

Modulinhalte

Das Modul sollte sich über mehrere Bereiche erstrecken. Die theoretischen Grundlagen sollten unter anderem Definitionen und Formen sexualisierter Gewalt, Prävalenzdaten, rechtliche Rahmenbedingungen, Verfahren und Ansprechpersonen/Hilfeangebote sowie Best-Practice-Beispiele für Organisationsrichtlinien beinhalten. Praktische Kompetenzen wären vor allem Grenzen setzen, Kommunikationsstrategien, Selbstbehauptung, Deeskalation und Selbstverteidigung. Im Bereich der Reflexion und Selbstfürsorge sollten persönliche Reflexion, Bewältigungsstrategien und Selbstschutz eine Rolle spielen.

Didaktische Methoden

Interaktive und ansprechende Lehrmethoden sind oft effektiver als traditionelle Vorlesungen. Ein ansprechender Methodenmix sollte Fallstudien und realitätsnahe Szenarien, Kleingruppendiskussionen und Peer-Learning, Rollenspiele zur Übung praktischer Fertigkeiten, Multimedia-Ressourcen und Online-Materialien sowie Simulationen kritischer Situationen umfassen.

Organisationale Verantwortung und strukturelle Maßnahmen

Die Hauptverantwortung für die Bekämpfung sexualisierter Gewalt liegt bei den Arbeitgebern und Ausbildungseinrichtungen. Die Implementierung klarer Richtlinien gegen sexualisierte Gewalt, eindeutiger Verhaltenskodizes und transparenter Meldeverfahren ist fundamental. Regelmäßige Schulungen für Führungskräfte, Lehrende und Praxisanleitende sind notwendig, um Sensibilität zu schaffen und angemessene Reaktionen auf Verdachtsfälle zu gewährleisten. Die Schaffung einer Organisationskultur, die Respekt, Sicherheit und Null-Toleranz gegenüber sexualisierter Gewalt fördert, ist ein langfristiger Prozess, der kontinuierliche Anstrengungen erfordert. Da oft Konsequenzen durch die Studierenden und Auszubildenden befürchtet werden, wenn interne Angebote genutzt werden, sind externe Beratungsstellen wichtig und sollten weiter ausgebaut werden.

Interprofessionelle Zusammenarbeit

Die Komplexität des Problems erfordert eine interprofessionelle Herangehensweise. Sozialarbeitende in der Pflege können als wichtige Ansprechpartner:innen fungieren und den Zugang zu externen Unterstützungssystemen erleichtern. Die Vernetzung mit Beratungsstellen, therapeutischen Einrichtungen und rechtlicher Unterstützung ist essenziell für ein umfassendes Präventions- und Interventionssystem.

Evaluation und Weiterentwicklung

Präventionsstrategien müssen kontinuierlich evaluiert und angepasst werden. Dies umfasst regelmäßige Erhebungen zur Prävalenz sexualisierter Gewalt, die Evaluation der Wirksamkeit von Präventionsmaßnahmen, die qualitative Befragung von Studierenden, Auszubildenden und Lehrenden sowie die Anpassung der Maßnahmen an neue Erkenntnisse und Entwicklungen. Es besteht Forschungsbedarf in all diesen Bereichen, um klare Aussagen zur aktuellen Situation in Deutschland tätigen zu können und um geeignete Präventionsstrategien zu identifizieren und weiterzuentwickeln.

Schlussfolgerungen

Die Prävention sexualisierter Gewalt in Pflegestudium und -ausbildung erfordert einen umfassenden, systematischen und langfristig angelegten Ansatz.

Die zentrale Empfehlung umfasst vor allem eine frühe Integration von Präventionsmodulen in die Ausbildung und das Studium. Doch auch die Hauptverantwortlichen müssen Maßnahmen ergreifen, um den Studierenden und Auszubildenden einen sicheren Ausbildungsplatz zu ermöglichen. Weitere Forschung zur spezifischen Situation von Pflegestudierenden und Auszubildenden in Deutschland und zur Wirksamkeit präventiver Maßnahmen ist notwendig. Die Bekämpfung sexualisierter Gewalt in der Pflegeausbildung ist nicht nur eine ethische Verpflichtung, sondern auch eine Investition in die Qualität der zukünftigen Pflege und die psychische Gesundheit der Pflegenden. Nur durch konsequente Präventionsarbeit kann ein sicheres und respektvolles Lern- und Arbeitsumfeld für alle Beteiligten geschaffen werden.

Reflexionsfragen

- Wie kann ich als Praxisanleiter:in oder Mentor:in ein sicheres Lernumfeld schaffen, in dem Auszubildende und Studierende Grenzverletzungen ansprechen können?
- Welche konkreten Verhaltensweisen oder Situationen in meinem Arbeitsalltag könnten von Auszubildenden als grenzüberschreitend wahrgenommen werden, und wie kann ich diese reflektieren?
- Wie kann ich Auszubildende und Studierende darin unterstützen, professionelle Grenzen zu setzen, ohne ihre Lernbereitschaft oder ihr Engagement infrage zu stellen?

3.2 Sexualisierte Gewalt in der Psychiatrie

Christoph Müller & Nicole Lieberam

Lisa macht eine Ausbildung zur Pflegefachfrau in einer großen psychiatrischen Einrichtung. Während des Pflichteinsatzes begegnet sie erstmals psychotisch veränderten Menschen. Mit Thomas, einem etwa 30-jährigen Betroffenen, sind die Begegnungen immer wieder befremdlich für sie. Sie scheint sein Interesse vermehrt zu wecken. Eines Morgens erschrickt sie, als er zu ihr sagt: „Wenn ich hier entlassen sein werde, dann will ich Dich treffen. Und noch mehr: Ich will mit Dir schlafen. Komme, was wolle." Lisa weiß nicht, wie sie seine Aussagen erwidern soll. Was sie weiß: Sie hat Angst vor Thomas, läuft seit seinen Äußerungen mit einer inneren Unruhe über die Station, wie sie es nicht kennt.

Was Lisa erlebte, ist für Auszubildende und Pflege-Studierende, junge und berufseinsteigende examinierte Pflegende, aber auch für langjährig erfahrene Berufskolleg: innen eine Erfahrung, die in der psychiatrischen Versorgung immer wieder auftreten kann. Gerade für junge Kolleg:innen sind solche Erlebnisse prägend und können mit darüber entscheiden, ob sie sich im weiteren Berufsleben vorstellen können, Menschen mit seelischen Erkrankungen und psychischen Belastungen professionell zu begleiten – oder nicht.

Wenn jemand eine solche Erfahrung macht, liegt es nahe, sie mit abweisenden Bemerkungen zu kommentieren: „Thomas hat nicht alle Tassen im Schrank." „Lass es an dir abklatschen." „Mache es wie eine Teflon-Pfanne." Die Wirklichkeit zeigt: Vielen beruflich Pflegenden geht es in Mark und Bein.

Wie kommt es dazu? Sexualität gehört zum Leben eines jeden Menschen. Sie ist für viele Menschen ein Ausdruck der persönlichen Vitalität. Mit Sexualität verbinden viele Menschen Leichtigkeit im Leben. Grundsätzlich ist Sexualität positiv konnotiert. Machen Menschen die Erfahrung sexualisierter Gewalt, verändert sich ihre Wahrnehmung von Nähe und Beziehung oft grundlegend. Sexualisierte Gewalt nutzt Sexualität als Instrument von Macht und Kontrolle und kann zu tiefgreifenden seelischen Verletzungen bis hin zu Traumatisierungen führen. Positive Zuschreibungen von Offenheit, Lebendigkeit und Verbundenheit kehren sich dabei ins Gegenteil: Stattdessen können Rückzug, Melancholie, Lustlosigkeit oder auch zwanghafte Schutz- und Kontrollmechanismen entstehen.

Lisa will verhindern, dass das Erlebnis mit Thomas „in ihren Knochen steckenbleibt". Sie sucht den Kontakt zu ihrer Praxisanleiterin Carmen. In ihr findet sie glücklicherweise jemanden, die der Unsicherheit der Auszubildenden begegnet und sie stützen will. Sie lässt das Gespräch zu, macht aus der Sexualität und dem subjektiv erlebten Übergriff kein Tabu. Carmen und Lisa setzen sich gemeinsam hin, besprechen die konkrete Situation nochmals. Ihr gemeinschaftliches Engagement geht darüber hinaus. Sie haben so viel Vertrauen zueinander, dass sie auch hinter den Vorhang des Geschehens schauen. Lisa spürt ihre eigene Verunsicherung, will vor allem einen Rucksack gefüllt haben, wie sie Angriffen persönlicher Art adäquat begegnen kann.

In der Begegnung mit psychisch erkrankten Menschen hat der Begriff Sicherheit eine große Bedeutung. Sicherheit muss es für die betroffenen Menschen geben. Sicher müssen sich diejenigen fühlen, die sie begleiten. Sicher müssen auch die Umgebung und die Gemeinschaft sein, in denen sich alle Beteiligten bewegen. Wenn beispielsweise psychotisch veränderte Menschen wie Thomas Verunsicherung und Angst provozieren, dann muss gehandelt werden. Dabei sollte ein Grundsatz handlungsleitend sein: „Nicht die Menschen, sondern die Situationen müssen kontrolliert sein."

Die Aussage von Thomas kann moralisch bewertet werden: „Das gehört sich nicht, das muss unbedingt unterbunden werden. Er muss eine Sanktionierung spüren." Ob dies unbedingt Sinn macht, dies müssen aus dem unmittelbaren Kontext all jene entscheiden, die Thomas kennen und ihn begleiten. Für Lisa bedeutet dies unter Umständen, nicht nur das interprofessionelle Team auf einer psychiatrischen Station als tragend und unterstützend zu erleben. Gleichzeitig kann Lisa in der persönlichen Entwicklung größere Perspektiven erfahren.

Es stellt sich beispielsweise die Frage, wie häufig sexualisiert Verhalten und Aussagen von Thomas im Alltag sind. Oder tritt dieses Phänomen vor allem in Momenten auf, in denen Thomas psychotische Krisen erlebt? Sind gerade junge Kolleg: innen die Zielscheibe seiner Entgleisungen? Inwieweit drückt er mit seinem offensichtlichen Fehlverhalten einen Wunsch nach Kontakt und Begleitung aus, der ihm nicht anders gelingt? So nachvollziehbar es ist, dass Lisas Erfahrung die Emotionen in Wallung bringt, so wichtig ist es, die Situation in aller Nüchternheit anzuschauen und die Perspektiven auf vielfältige Weise zu verändern.

Sicherheit lässt sich nicht dadurch herstellen, das vermeintliche gewaltausübende Personen Sanktionen spüren und womöglich mit Medikamenten sediert werden. Sicherheit wird dadurch geschaffen, dass Vertrauen und Beziehung aufgebaut werden. Dies kann nach einem Ereignis, wie es Lisa erfahren hat, nicht von jungen Kolleg:innen geleistet werden. Thomas muss mit seiner Aussage ernstgenommen werden, um Schlimmeres zu verhindern. Thomas muss nicht zur gewaltausübenden Person werden und Lisa darf nicht zum Opfer werden. Dieses Erlebnis, diese Erfahrung sollte Ausgangspunkt eines gemeinsamen Weges sein, um aufzuspüren, warum Thomas in einer solchen Weise übergriffig ist.

„Pflege gehört zu dem Berührungsberufen“, schreibt Bernhard Rauh (Rauh, 2026, S. 64). Berührungen könnten anfragend und anklopfend oder bestimmend und überwältigend gestaltet werden, beschreibt der Sonderpädagoge die Bedeutung von Berührungen. In der psychiatrischen Pflege sind Berührungen ein besonders sensibles Thema. Berührungen werden im alltäglichen Leben wechselseitig gestaltet, wenn sie auf gleicher Augenhöhe geschehen. Geschieht dies nicht mit dieser Haltung, dann wird dies folglich als übergriffig erlebt.

Dies führt dazu, dass Berührungen in der Begleitung von Menschen mit seelischen Belastungen selten stattfinden. Ein flüchtiges Halten der Hand eines fremden Menschen wird eher vermieden. Das spontane In-den-Arm-Nehmen eines Gegenübers, das eine Zugewandtheit ausdrückt, fällt meist aus. Dies ist damit begründet, dass Menschen, die traumatische Erfahrungen erlebt haben, es als Reinszenierung erfahrenen Leids erleben könnten. Der Grund liegt darin, dass eine wunde Seele größere individuelle Schutzräume verlangt. Wörtlich: „Überraschende und unangekündigte Berührungen können Berührte verunsichern und Abwehrreaktionen hervorrufen, die von den Berührenden gespürt werden und taktil wahrgenommen werden können“ (Rauh, 2026, S. 64).

Lisa kommt im stationären Alltag nicht auf die Idee, Thomas in den Arm zu nehmen. Ebenso würde sie sich abgrenzen, wenn Thomas ihren persönlichen räumlichen Schutzbereich überschreiten würde, etwa durch ein sehr nahes Herantreten oder das Aufsuchen körperlicher Nähe ohne ihr Einverständnis. Wenn sie ihm auf dem Flur begegnet, dann hält sie Abstand, schließlich spürt sie es geradezu körperlich, welche Nähe und Distanz ihr guttut. Sitzt sie in der therapeutischen Gemeinschaft bei den Mahlzeiten in der Runde der zu betreuenden Menschen, dann lässt es sich nicht zwingend vermeiden, dass Thomas neben ihr sitzt. Um für sich Sicherheit zu empfinden, schlägt sie dann beispielsweise die Beine übereinander, wenn sie mit ihm im Gespräch ist. Dies schafft aus eigenem Empfinden für sie Distanz.

Auszubildenden und Studierenden in den Pflegeberufen und auch jungen Kolleg: innen kommt es entgegen, wenn Praxisanleitende mit ihnen in einen Diskurs eintreten, welche sozialen Distanzen ihnen als Pflegende und Begleitende guttun. Je näher man einen Menschen an sich heranlässt, umso mehr Vertraulichkeit und gegenseitiges Vertrauen ist möglich. Dabei darf nicht vergessen werden, dass dies mit einer großen Fragilität verbunden ist. Nähe ist ein wechselseitiges Geschehen, das von einem gegenseitigen Einverständnis und einem spürbaren Sich-gut-Tun begleitet wird.

In der Leibphänomenologie findet sich ein theoretisches Fundament, um greifbar zu machen, worum es geht. Die leibliche Kommunikation sei „eine Basis, von der aus die Wahrnehmung der Pflegenden besser erfasst und beschrieben werden kann. Der Leib ist vor aller verbalen Kommunikation das Medium des Ausdrucks in Mimik, Stimme, Gestik, Haltung oder Gang. Was mir da begegnet, ist der Andere selbst und nicht nur sein Körper" (Uzarewicz & Moers, 2012, S.109). Der Leib sei „Resonanzkörper" für Atmosphären, Stimmungen oder Gefühle, für Sympathie und Wärme oder Unbehagen und Abneigung anderen gegenüber. Diese leibliche Resonanz lasse sich in der Pflege nutzbar machen, „indem der Eindruck, den der Andere macht, von mir leiblich in pathischem Wahrnehmen gespürt wird, anders als kognitive Urteile zustande kommen. Diese pathische Wahrnehmung trifft den Anderen als Person (und ist schon leibliche Kommunikation), nicht nur zufällige Teile von ihm" (Uzarewicz & Moers, 2012, S. 109).

In der Praxisbegleitung können diese Einsichten die Konsequenz haben, sich Gedanken darüber zu machen, wie Körpersprache in der Begegnung mit psychisch erkrankten Menschen eingesetzt und die Leibkommunikation verstanden werden kann. Körperliche Haltungen vermitteln Sicherheit. Gehen Auszubildende mit einem aufrechten Gang und einem Kopf, der den unmittelbaren Blick in die Augen des Gegenübers ermöglicht, so vermittelt dies den Eindruck von Aufrichtigkeit und Stärke. Ist der Blick auf den Boden gerichtet und der Rücken gekrümmt, so scheint jemand im besten Sinne geknickt zu sein. Was Energie und Stärke transportiert, dies ist offensichtlich.

Die Praxisbegleitung von Lisa führt dazu, dass sie die neuen Erkenntnisse unmittelbar in die Umsetzung bringt. Sie schaut in ihr Inneres, wo die Unterschiede bei der Wahrnehmung liegen, wenn sie aufrechten Ganges über die Station spaziert und wenn sie eher geknickten Ganges dasselbe tut. Schnell merkt sie, wo sie an sich arbeiten muss. Schließlich hat dies auch Konsequenzen, wenn sie von Thomas oder auch jemand anderem sexuelle Annäherung erlebt.

Wenn es um körperliche Übergriffe in der psychiatrischen Versorgung geht, beschränken sich diese nicht auf flüchtige Berührungen. In Situationen, wo Menschen in heftigen akuten Krisen mit mechanischen Mitteln die Freiheit entzogen wird, gibt es Berührungen an Körperstellen, die nur von vereinzelten Menschen berührt werden dürfen. So ist es keine Seltenheit, wenn eine Pflegende an der Brust angefasst wird oder einem Pflegenden in den Schritt gefasst wird. In seltenen Fällen sind die Übergriffe, die mit sexueller Aggression verbunden sind, von drastischerer Natur.

Sexualität zwischen psychiatrischen Tätigen und psychiatrisch Betreuten gilt als No-Go. Dies ist gut so. Nichtsdestotrotz knistert es gelegentlich auch zwischen Menschen, die sich eigentlich nicht ineinander verlieben dürfen. Während des Begleitungsprozess muss dies besprochen werden. Denn die Antwort auf die Frage, weshalb sich vielleicht ein Mann in eine Frau verliebt (mütterlicher Typ, …), kann für den therapeutischen Prozess konstruktiv genutzt werden. Defiziterfahrungen sind oft im Hintergrund seelischer Auffälligkeiten, sodass dies aus dem unmittelbar Erlebten erwartet wird.

Intime Stellen am Körper sind Stellen, wo Menschen besonders verletzlich sind. Geschieht dies, empfinden sie am stärksten den Verlust der persönlichen Integrität. Die Pflegewissenschaftlerin Berta Schrems hat entscheidende Worte in diesem Zusammenhang geschrieben: „… zum Erleben der Vulnerabilität kann festgehalten werden, dass wenn Vulnerabilität als gelebte Erfahrung existiert, diese nur aus Sicht der Person beschrieben werden kann und schwerlich quantifizierbar ist" (Schrems, 2020, S. 45).

Angreifbar für sexuelle Gewalt machen sich Menschen auch durch die Kleidung, die sie tragen. In der psychiatrischen Arbeit tragen viele Kolleg: innen Alltagskleidung. Dies begründen sie damit, dass sie mit den Betroffenen Alltag gestalten wollen. Das Milieu, in dem sie sich gemeinsam bewegen, ist der Lebenswelt der Betroffenen näher. Klinische Uniformen könnten die Künstlichkeit der Situation und die strukturelle Ungleichheit der Beziehung zwischen Menschen in vulnerablen Lebenslagen und professionell Begleitenden verstärken. Das Tragen von Alltagskleidung birgt manchmal auch die Gefahr, dass allzu nachlässig mit dem Getragenen umgegangen wird. Bestimmte Formen von sehr körpernaher oder privater Alltagskleidung können im professionellen Pflegekontext Nähe signalisieren, die nicht intendiert ist und eher dem privaten Raum zuzuordnen wäre. Dies erfordert eine bewusste Reflexion von Kleidung als Bestandteil professioneller Rollenklärung – unabhängig von Geschlecht. Es wird eine Nähe suggeriert, die letztendlich nur in den privaten Alltag gehört. Verhüllen und Enthüllen schafft und reduziert Distanzen zwischen zwei Menschen, zwischen denen möglicherweise eine Anziehungskraft herrscht.

Lisa ist nach ihrem Pflichteinsatz in der psychiatrischen Pflege dankbar. Auf die Situation mit Thomas hätte sie verzichten können. Die Praxisbegleitung trug dazu bei, dass sie einen ganz anderen Blick auf das Phänomen der Sexualität gewonnen hat. Ihr wurde bewusst, dass sexuelle Gewalt nicht nur etwas ist, was moralisch verurteilt werden muss. Ihr ist offensichtlich geworden, dass sich hinter sexueller Gewalt unglaublich viel verbergen kann. Und dass sie aufgefordert ist, sich mit dem eigenen Verstehen und Verständnis von Sexualität auseinanderzusetzen.

Reflexionsfragen

- Welche Bedeutung haben Körperwahrnehmung, Körpersprache, Nähe und Distanz sowie äußere Rahmenbedingungen (z. B. Kleidung, Räume, Teamunterstützung) für das eigene Sicherheitsgefühl in der Pflege und wie können sie helfen, sexualisierter Gewalt vorzubeugen?
- Wie können Pflegefachpersonen sexualisierte Aussagen oder Handlungen als Grenzverletzung erkennen, ernst nehmen und dabei zugleich professionell, deeskalierend und ohne Schuldzuweisungen reagieren?
- Welche Rahmenbedingungen in Ausbildung und Team (z. B. Praxisanleitung, Gesprächsmöglichkeiten, gemeinsame Haltungen zu Nähe und Berührung) braucht es, damit sexualisierte Übergriffe offen thematisiert und gemeinsam bearbeitet werden können?

3.3 Perspektive – sexualisierte Gewalt in der stationären Langzeitpflege

Isabel Hölscher & Tobias Lechner

Gewalt und Gewaltprävention in der stationären Langzeitpflege stellen alle Betroffenen vor Herausforderungen. Besonders sexualisierte Gewalt erfordert aufgrund ihrer schwerwiegenden körperlichen und psychischen Folgen spezielle Präventions- und Interventionsmaßnahmen. Prävention in der Langzeitpflege umfasst ein mehrstufiges System zur Vermeidung von Gewalt und Konflikten zwischen Bewohnenden, Mitarbeitenden sowie An- und Zugehörigen.

Fall 1: Gewaltvorfall gegenüber Bewohner – Teil 1
Die Pflegehelferin Frau Cem berichtet ihrer Leitung Herr Bär, dass die Pflegefachkraft Herr Ott sich einer Bewohnerin mit fortgeschrittener Demenz sexuell genähert hätte. Sie erzählte, dass sie Herrn Ott überrascht hatte, wie er die Bewohnerin Frau Graf umarmte und küsste. Sie saß dabei auf der Bettkante und der Oberkörper war unbekleidet. Herr Ott hatte sich nicht stören lassen.
Herr Bär spricht Herrn Ott auf die Vorwürfe an. Herr Ott räumt lediglich ein, Frau Graf umarmt zu haben, um ihr Sicherheit, zu geben und Ängste beim Sitzen an der Bettkante zu nehmen. Herr Ott fühlt sich verleugnet und will Anzeige erstatten. Frau Cem habe das alles erfunden. Herr Bär informiert die Tochter von Frau Graf; eine Anzeige bei der Polizei habe diese verneint.
Herr Ott ist seit sieben Jahren in der Einrichtung tätig und wird von seinen Kolleg:innen als freundlich und hilfsbereit wahrgenommen. Er ist 59 Jahre alt, verheiratet und hat zwei erwachsene Kinder. Frau Cem steht noch vor sprachlichen Herausforderungen im Deutschen, was gelegentlich zu Missverständnissen führen kann. In der Einrichtung sind derzeit nicht alle Stellen besetzt. Ein Ausfall von Herrn Ott würde zu Engpässen in der Versorgung führen.
Bitte versetzten Sie sich in die Lage von Herrn Bär. Wir würden Sie an seiner Stelle handeln? Bitte nehmen Sie sich Zeit und machen sich Gedanken bevor sie fortfahren.

Hinweise und Analyse zur Gewaltsituation

Der Fall beschreibt eine Situation zwischen Pflegefachkraft Herrn Ott und der dementen Bewohnerin Frau Graf in ihrem Zimmer während des Frühdienstes. Die Pflegehelferin Frau Cem beobachtet, wie Frau Graf mit nacktem Oberkörper an der Bettkante saß und von Herrn Ott umarmt wurde. Herr Ott war vertieft in der Umarmung. Die oberen Aussagen stimmen in diesen Punkten überein.

Die grundlegende Frage ist, inwieweit eine Umarmung zwischen einer entkleideten dementen Bewohnerin und einer Pflegefachkraft angemessen bzw. ungewöhnlich ist? Inwieweit stellt sie ein professionelles Nähe-Distanz-Verhältnis dar? Menschen mit Demenz haben ein erhöhtes Risiko Opfer von Gewalt zu werden und stehen in starker Abhängigkeit (vgl. Stiftung ZQP, 2024). Frau Graf ist nicht einwilligungsfähig. Nach Ansicht der Autor:innen empfehlen sich übergeordnete Reflexionsfragen wie; „inwieweit ist eine Umarmung einer nackten Frau durch einen Mann in professionellen Kontext angemessen?“ Oder den Wechsel der Perspektive; „inwieweit ist eine Umarmung meiner nackten Mutter durch einen Mann in professionellen Kontext angemessen?“ Grundsätzlich ist eine Umarmung wie oben beschriebenen in der Pflege von Menschen ein Hinweis auf ein Nähe-Distanz-Problem bzw. sexualisierte Gewalt.

In Einzelfällen könnte zum Aufbau von (professionellen) Beziehung und Kommunikation gegenüber Menschen mit Demenz (vgl. DNQP, 2023) auch körperliche Nähe vorkommen. Herr Ott rechtfertigt sich im Fall in diese Richtung. Jedoch wäre abzuklären, inwieweit und wann in der Versorgung von Frau Graf Umarmungen bewusst und professionell eingesetzt werden. Die Wünsche, Bedürfnisse und Rechte der Bewohnerin sind hierbei zu berücksichtigen. Eine Beschreibung der Problematik sowie daraus abgleitende pflegerische Maßnahmen sollten vorliegen. Pflegefachliche Rechtfertigungen können eine Rolle spielen, liegen jedoch nicht generell vor.

Darüber hinaus berichtet Frau Cem von „sexueller Annäherung“ und Umarmungen mit Küssen. Es gibt keine pflegerischen Gründe, eine halbnackte Bewohnerin zu küssen. Die weiteren Details des Falles, Qualifikation, Drohungen, persönliche Umstände, Meinung der Tochter, Personalprobleme, Sprachbarrieren sollen die Komplexität der Realität abbilden und in welchem Spannungsfeld sich Leitungen bewegen.

Fall 1: Gewaltvorfall gegenüber Bewohner – Teil 2
Herr Ott bat Frau Cem während des Frühdienstes eine Bewohnerin erst am Ende ihrer Schicht zu pflegen. Er fragte nach, ob Sie das auch richtig verstanden habe. Im Anschluss ging sie trotzdem direkt zu der Bewohnerin.
Frau Cem hörte komische Geräusche aus dem Nachbarzimmer. Die Türe des Zimmers von Frau Graf war offen, sodass sie hineinsehen konnte. Frau Graf saß mit freiem Oberkörper an der Bettkante. Ganz nah bei ihr stand Herr Ott. Beide küssten sich. „Sie sahen wie ein Liebespaar aus und gaben sich Zungenküsse." Frau Graf machte mit Herr Ott streichelte Sie an Rücken, am Arm und umarmte Sie. Frau Cem war geschockt und verließ das Zimmer. Sie schaute nochmals hinein. Beide küssten sich noch. Frau Cem ging in das Badezimmer und dreht den Wasserhahn auf. Nach einer Weile hatte Herr Ott das gehört und gesagt: „Du hast mich erschrocken!" Frau Cem bemerkte, dass sein Mund etwas bläulich war und er erregt aussah.
Beide sind Kolleg:innen seit sieben Jahren. Herr Ott hat Frau Cem öfter früher gehen lassen, damit Sie sich als alleinerziehende Mutter um Ihre Kinder kümmern konnte. Er ist im Team beliebt. Frau Cem tut sich schwer und spricht nicht fließend deutsch.
Bitte versetzten Sie sich in die Lage von Frau Cem. Wir würden Sie an ihrer Stelle handeln? Bitte nehmen Sie sich Zeit und machen sich Gedanken bevor sie fortfahren.

Hinweise und Analyse zur Gewaltsituation

Die Erfahrungen von Frau Cem gehen über die bisherigen Informationen aus dem Teil 1 hinaus. Zu der innigen Umarmung und Küsse der halbnackten Bewohnerin werden weitere Details wie intime Küsse „wie ein Liebespaar" bzw. Zungenküsse beschrieben. Intime Küsse stellen eine weitere Ausweitung der Grenzüberschreitung und Eskalation der sexualisierten Gewalt dar. Die beobachteten Handlungen lassen sich nicht durch pflegefachliche Begründungen rechtfertigen. Da sie wie bereits diskutiert in einem bestehenden Abhängigkeitsverhältnis stattfinden und in einem professionellen Kontext einen Machtmissbrauch darstellen. Das Frau Graf sich gegen die Zungenküsse nicht wehrte, gibt keine Auskunft, inwieweit Einverständnis bestand.

Herr Ott war derart in die Umarmung und Küsse vertieft, dass er niemanden wahrnahm. Erst nachdem im Bad herumhantiert wurde, bemerkt er Frau Cem welche, Erregungsanzeichen, wie verfärbte Lippen bei ihm wahrnahm.

Weiter bat er Frau Cem erst am Ende in das Nachbarzimmer zu kommen. Es ist davon auszugehen, dass er ungestört sein wollte.

Die weiteren Details, persönliche Beziehung, kollegiale Unterstützung durch Einspringen, persönliche Umstände, Sprachbarrieren, etc. sollen die Komplexität der Realität abbilden in welchem Spannungsfeld sich Pflege(fach)personen bewegen.

Fallauflösung

Der beschriebene Fall basiert auf einer wahren Begebenheit, welche wie beschriebenen der Leitung gemeldet wurde. Eine fristlose Kündigung wurde Herrn Ott angedroht, letztlich ein Auflösungsvertrag geschlossen und ein Hausverbot erteilt. Eine Anzeige bei der Polizei wurde u. a. wegen der Aussage der Tochter nicht vorgenommen. Der Fall wurde trotzdem am Landgericht München I (LG München, Urteil vom 21.02.2017, Az 20 kls 457 s 123986/16) verhandelt. Herr Ott gestand der Polizei die Tat und darüber hinaus zwei weitere Taten von schwerem sexuellem Missbrauch, Zwang zu vaginaler Penetration, Oralsex und Geschlechtsverkehr gegenüber weiteren Bewohnerinnen. Herr Ott wurde zu einer Gesamtfreiheitsstrafe von vier Jahren und einem Berufsverbot verurteilt. Die beiden weiteren gravierenden Fälle kamen durch das Geständnis ans Licht. Herr Ott nahm an, dass polizeiliche Ermittlungen laufen würden und er dadurch verhaftet werde. Er hatte Sorge das seine Familie in die Ermittlungen einbezogen werde. Da jedoch keine Anzeige durch die Einrichtung vorgenommen wurde, wäre es zu keinen strafrechtlichen Ermittlungen gekommen.

Fall 2: Gewaltvorfall gegenüber Mitarbeitende
Fr. Mai arbeitet seit einem Jahr als Pflegefachperson in einer Pflegeeinrichtung. An einem Donnerstagnachmittag betreut sie allein 15 Bewohner:innen mit demenziellen Erkrankungen. Eigentlich sind sie mindestens zu zweit im Dienst, aber ihr Kollege hat sich die ganze Woche krankgemeldet.
Herr Will, 87 Jahre, leidet unter fortgeschrittener Alzheimer-Demenz und zeigt immer wieder enthemmtes Verhalten. Als Frau Mai ihm bei der Körperpflege hilft, greift er ihr plötzlich an die Brust und macht anzügliche Bemerkungen. Dabei versucht er, sie an sich zu ziehen und unter ihre Kleidung zu fassen. Fr. Mai ist schockiert und versucht sich zu befreien, aber Herr Will lässt nicht los. Fr. Mai weiß nicht, was sie machen soll und wie sie reagieren soll.
Nach dem Vorfall ist Fr. Mai verstört, fühlt sich unwohl und hat Schmerzen an der Brust. Sie arbeitet ihre Schicht zu Ende, weil sie die anderen Bewohner:innen nicht allein lassen kann. Sie schreibt ihrer Vorgesetzten abends noch eine Nachricht über ihr Handy und schildert kurz was geschehen sei. Die Vorgesetzte reagiert mit einer Nachricht: „Das gehört leider zum Beruf dazu. Wir wissen ja, wie Herr Will so ist." Im Nachgang sagt sie, dass Fr. Mai. „professioneller mit der Situation umgehen und mehr Abstand halten" soll. Weitere Unterstützung wird nicht angeboten.

Hinweise und Analyse zur Gewaltsituation

Der Fall beschreibt sowohl einen sexualisierten Gewaltvorfall als auch eine unangemessene Reaktion insbesondere der Vorgesetzten darauf. Die Situation entstand durch verschiedene Faktoren, die im Folgenden betrachtet werden. Ziel ist es, die Bedingungen zu verstehen, die zu dem Vorfall geführt haben können.

Zunächst ist festzustellen, dass sexualisierte Übergriffe in stationären Langzeiteinrichtungen häufig nicht als solche identifiziert werden, sondern als Teil des der Krankheitssymptomatik eingestuft werden (Stiftung ZQP (Hrsg), 2024, Eggert et all., 2023). Dies ist eine grundsätzliche Problematik, welche weitere Schritte (u. a. rechtliche Schritte) erschwert. Außerdem kann die Personalunterbesetzung, wie in der erlebten Situation (durch die Krankmeldung eines Kollegen), physische und psychische Belastungen verursachen und zu einer dementsprechend eingeschränkten Handlungsfähigkeit führen. Dadurch wird es möglich, dass Warnsignale für sexuell übergriffiges Verhalten und Konflikte übersehen werden.

Die Pflegefachkraft weiß nicht, wie sie auf die erlebte sexualisierte Gewalt reagieren soll, was ggf. auf Wissenslücken im Umgang mit Umgang mit sexuell übergriffigem Verhalten und in der Folge dessen zu unzureichenden Reaktionen und einem erhöhtem Eskalationsrisiko führt. Nach dem Vorfall mangelt es seitens der Führungskraft an Bewusstsein und ebenfalls Wissen für die Komplexität der Situation und an einem Angebot zur (psycho)sozialen Unterstützung, was zu weiteren psychischen Belastungen führen kann. Ebenso fehlt die Möglichkeit der Inanspruchnahme spezialisierter Beratung und Unterstützung für Betroffene von sexualisierter Gewalt sowie eines medizinischen Versorgungsangebotes direkt im Anschluss an die Situation, um die Schmerzen abzuklären. Grundsätzlich verharmlost eine Arbeitskultur, die Gewalt (inklusive sexualisierter Gewalt) als Alltag sieht, Risiken und erschwert Schutzmaßnahmen; Gewalterleben kann multiple Folgen und zu Berufsausstieg führen (BGW, o. J.). Das Schreiben der Nachricht an das Handy der Vorgesetzten zeigt, dass in der Einrichtung standardisierte Verfahren zur Dokumentation und Analyse von (sexualisierten) Gewaltvorfällen fehlen, was womöglich die Sicherheits- und Qualitätsentwicklung gefährdet.

Maßnahmen Gewaltprävention (Sekundär- und Tertiärprävention)

Die dargestellten Fallbeispiele von Frau Cem, die Übergriffe von Herrn Ott beobachtete, und Frau Mai, die selbst einen sexualisierten Übergriff durch den demenziell erkrankten Herrn Will erlebte, verdeutlichen die Notwendigkeit systematischer Gewaltprävention in Pflegeeinrichtungen. Beide Situationen zeigen sowohl das instinktive Handeln der Beteiligten als auch die Unsicherheiten und strukturellen Defizite im Umgang mit Gewalt auf. Die folgende Übersicht systematisiert (teils) evidenzbasierte Präventionsmaßnahmen, die aus diesen und ähnlichen Fällen abgeleitet werden können:

Präventions-ebene	Bereich	Maßnahme	Quellen/Ansätze
Sekundärprävention	Bildung und Schulung	Kenntnisse über demenziell bedingtes Verhalten und Deeskalation	(Stiftung ZQP (Hrsg), 2024)
		Kommunikationsschulungen (z. B.: Validation)	(FELIX Demenzbegleitung, 2022)
		Person-/beziehungszentrierte Ansätze für alternative Handlungsoptionen	(Kitwood, 2022; Nolan et al., 2012)
		Führungsschulungen: Gewaltprävention und Mitarbeitendenschutz	
		Beschwerdestellen und Ansprechpartner:innen	
	Verfahrensstruktur	Klares transparentes Vorgehen zum (Selbst-) Schutz	
		Detaillierte Dokumentation von Verletzungen und Symptomen, ärztliche Untersuchung	
		Gespräche führen und dokumentieren mit gewalterlebenden Personen, Beschuldigten und Zeug:innen, Stellungnahmen anfordern	
	Technische Hilfsmittel	Bspw. Notfallknopf	
	Personal-management	Zwei-Personen-Regel	
		Ausfall- und Unterstützungskonzepte	
	Angehörigenarbeit	Einholen biografischer Hinweise (z. B.: durch Familie)	

Präventions-ebene	Bereich	Maßnahme	Quellen/Ansätze
Tertiärprävention	Unterstützung & Beratung	Regelmäßige Fallbesprechungen und kollegiale Beratung	(Tietze, 2019)
		Peer-Support-Programme	(Kocks et al., 2016)
		Externe Supervision (prof. Aufarbeitung)	
		Schulung von Zu- und Angehörigen und Bewohner:innen zu sexualisierte Gewalt	
	Strukturelle Maßnahmen	Gewaltschutzrichtlinien mit Handlungsanweisungen	(Oppermann & Suhlmann, 2022)
		Melde- und Dokumentationssystem	
		Auseinandersetzung „Sexualität im Alter"	
		Meldung an Berufsgenossenschaft für Rehabilitationsansprüche	(BGW, o. J.)
	Krisenmanagement	Professionelles Krisenmanagement mit psychosozialer Unterstützung	
		Sofortige medizinische Versorgung und strukturierte Nachsorge	
	Organisationskultur	„Null-Toleranz-Politik" gegenüber Gewalt	
		Partizipativer Ansatz zur Entwicklung eines Sicherheitskonzepts	
	Teamkommunikation	Erfahrungsaustausch, Entwicklung Lösungsstrategie	
	Externe Vernetzung	Kooperation mit Gewaltschutzorganis., Beratungsstellen, Behörden	

Tabelle 2: Mögliche Präventionsmaßnahmen für die dargestellten Fälle (Quelle: Eigene Darstellung 2025 der möglichen Präventionsmaßnahmen für die dargestellten Fälle)

Eine systematische Implementierung dieser mehrstufigen Präventionsmaßnahmen kann dazu beitragen, sowohl die Sicherheit von Pflege(fach)personenn und Bewohner:innen zu erhöhen als auch professionelle Handlungssicherheit in kritischen Situationen zu schaffen. Gleichzeitig ermöglicht sie es, Gewalt in der Pflege vom Tabuthema zu offen und professionell zu diskutierten, um konstruktive Lernprozesse und präventive Organisationsentwicklung zu fördern.

Fazit, Zusammenführung, Empfehlung

Das Setting der Langzeitpflege ist geprägt von Menschen mit komplexen Bedürfnissen, die einen entsprechenden Pflegebedarf verbunden mit Teilhabe- und Funktionseinschränkungen haben und aufgrund dessen in einer stationären Einrichtung leben. Diese Ausgangslage erhöht nicht nur das allgemeine Gewaltrisiko, sondern macht das Setting auch vulnerabel für sexualisierte Gewalt, die aufgrund von Scham, kognitiven Einschränkungen, Kommunikationproblemen und Barrieren oft unentdeckt bleibt. Dies erfordert besondere Aufmerksamkeit für personenzentrierte Ansätze und die Gestaltung eines wertschätzenden Lebens- und Arbeitsumfelds. Erfolgreiche Prävention basiert daher auf der systematischen und nachhaltigen Integration struktureller, personeller und konzeptioneller Maßnahmen, die das Wohlbefinden und den Schutz aller Beteiligten fördern.

Reflexionsfragen

- Wie sollte ich reagieren, wenn eine Kolleg:in sich einem:r Bewohner:in unangemessen nähert, und an wen kann ich mich in diesem Fall wenden?
- Welche Faktoren könnten mich davon abhalten zu handeln, und wie kann ich diese überwinden?
- Kenne ich die Meldewege für sexualisierte Übergriffe in meiner Einrichtung, und wo finde ich psychosoziale Unterstützung, falls ich betroffen bin?
- Welche Maßnahmen gegen sexualisierte Gewalt gibt es in meiner Einrichtung, und wie kann ich zu deren Verbesserung beitragen?

Im Kontrast zur langfristigen Begleitung in der stationären Altenhilfe steht die Akutpflege vor anderen Herausforderungen: Zeitdruck, hohe Arbeitsbelastung und wechselnde Patient:innen schaffen ein Setting, in dem sexualisierte Übergriffe oft übersehen oder nicht ernst genommen werden. Das folgende Kapitel zeigt, wie Prävention auch unter diesen Bedingungen gelingen kann.

3.4 Sexualisierte Gewalt in der akutstationären Versorgung (Krankenhaus)

Franziska Schmid & Sebastian Noack

Akutstationäre somatische Krankenhäuser sind durch spezifische strukturelle und organisationale Rahmenbedingungen geprägt, die sowohl Patient:innen als auch Mitarbeitende in besondere Vulnerabilität versetzen. Der Krankenhausalltag ist gekennzeichnet durch Zeitdruck, hohe Arbeitsverdichtung, Personalmangel sowie eine Vielzahl parallel ablaufender pflegerischer, medizinischer und organisatorischer Anforderungen. Gleichzeitig finden zahlreiche Tätigkeiten statt, die mit körperlicher Nähe, Intimität und dem Eindringen in die Privatsphäre von Patient:innen verbunden sind. Patient:innen befinden sich im akutstationären Setting häufig in körperlichen und psychischen Ausnahmesituationen. Krankheit, Schmerzen, Angst, Kontrollverlust oder Abhängigkeit von professioneller Hilfe können das Erleben von Nähe, Scham und Grenzen erheblich beeinflussen. Mitarbeitende wiederum tragen in diesem Setting eine hohe Verantwortung, müssen Nähe professionell gestalten und gleichzeitig unter oft belastenden Arbeitsbedingungen handlungsfähig bleiben. Hinzu kommen ausgeprägte Hierarchie- und Machtstrukturen, insbesondere zwischen Berufsgruppen wie Pflege, ärztlichem Dienst und Auszubildenden. Diese Strukturen beeinflussen Kommunikationswege, Handlungsspielräume und die Möglichkeit, Grenzverletzungen anzusprechen. Forschung zeigt, dass Gewalt und Grenzüberschreitungen im Krankenhaus kein Randphänomen darstellen. Hahn et al. (2012) weisen darauf hin, dass ein erheblicher Teil der Beschäftigten in akutstationären Krankenhäusern im Berufsalltag Gewalt erlebt, wobei verbale und sexualisierte Grenzverletzungen einen relevanten Anteil ausmachen.

Sexualisierte Gewalt und Belästigung im Krankenhauskontext treten dabei nicht ausschließlich zwischen Mitarbeitenden und Patient:innen auf, sondern können von unterschiedlichen Personengruppen ausgehen, darunter Patient:innen, Zu- und Angehörige, Kolleg:innen oder Vorgesetzte. Die International Labour Organization definiert sexualisierte Belästigung als unerwünschte Verhaltensweisen sexueller Natur, die die Würde einer Person verletzen oder ein einschüchterndes, feindliches oder entwürdigendes Arbeitsumfeld schaffen (ILO, 2019). Entscheidend ist hierbei nicht die Intention der handelnden Person, sondern das subjektive Erleben der betroffenen Person. Gerade im Krankenhaus werden solche Grenzverletzungen jedoch häufig bagatellisiert oder als

„Teil des Berufs“ normalisiert. Die Berufsgenossenschaft für Gesundheitsdienst und Wohlfahrtspflege (BGW) betont, dass sexualisierte Gewalt im Gesundheitswesen kein hinnehmbares Berufsrisiko darstellt und sowohl die Gesundheit der Beschäftigten als auch die Versorgungsqualität nachhaltig beeinträchtigen kann (Heidrich et al., 2019). Fehlende Schutzkonzepte, unklare Zuständigkeiten und eine Kultur des Schweigens können dazu beitragen, dass Grenzverletzungen nicht benannt, nicht bearbeitet oder nicht verhindert werden.

Vor diesem Hintergrund ist es notwendig, sexualisierte Gewalt im akut-stationären somatischen Setting nicht ausschließlich als individuelles Fehlverhalten zu betrachten, sondern als ein Phänomen, das durch strukturelle Bedingungen, organisationale Kulturen und Machtverhältnisse begünstigt wird. Die folgenden Fallbeispiele sind als verdichtete, anonymisierte, u. a. in Ich-Erzählungen formuliert und machen sichtbar, wie unterschiedlich sexualisierte Grenzverletzungen erlebt werden.

Fallbeispiel 1: Sexualisierte Grenzverletzung im hierarchischen Arbeitsverhältnis

„Wenn ich am Computer sitze und dokumentiere, kommt der Oberarzt oft von hinten an mich heran. Er stellt sich sehr nah hinter mich, beugt sich über meine Schulter und kommentiert, was ich gerade schreibe. Anfangs habe ich mir nichts dabei gedacht – es gehört ja irgendwie zum Arbeitsalltag, dass Rückfragen gestellt werden. Mit der Zeit ist mir aber aufgefallen, dass er mich dabei jedes Mal berührt. Sein Arm streift meine Brust, manchmal auch länger, als es für ein bloßes Vorbeugen nötig wäre. Jedes Mal denke ich kurz: Das kann doch kein Zufall sein. Und im nächsten Moment zweifle ich wieder an mir.
In diesen Situationen bin ich wie erstarrt. Ich sage nichts, bewege mich kaum und warte, bis er wieder geht. Danach fühle ich mich unwohl und ärgere mich über mich selbst, weil ich nichts gesagt habe. Gleichzeitig habe ich Angst, etwas falsch zu interpretieren oder als überempfindlich zu gelten. Er ist Oberarzt, ich bin Pflegefachperson. Wir arbeiten täglich zusammen. Ich frage mich, was passieren würde, wenn ich ihn anspreche oder mich beschwere. Deshalb behalte ich es für mich. Aber die Situationen wiederholen sich – und ich merke, dass ich mich zunehmend ungern an den Computer setze, wenn er Dienst hat.“

Analyse

Die geschilderte Situation erfüllt die Kriterien sexualisierter Belästigung im Arbeitskontext, wie sie von der International Labour Organization beschrieben werden. Sexualisierte Belästigung umfasst demnach unerwünschte körperliche, verbale oder nonverbale Handlungen sexueller Natur, die die Würde der betroffenen Person verletzen oder ein einschüchterndes, feindliches oder demütigendes Arbeitsumfeld schaffen (ILO, 2019). Im vorliegenden Fall werden wiederholte körperliche Berührungen als unangenehm erlebt und lösen Verunsicherung sowie ein Gefühl von Kontrollverlust aus. Entscheidend ist dabei nicht die vermutete Intention des Oberarztes, sondern das subjektive Erleben der betroffenen Pflegefachperson. Die ILO betont ausdrücklich, dass sexualisierte Belästigung auch dann vorliegt, wenn Handlungen bagatellisiert oder als „Missverständnis" interpretiert werden. Das Fallbeispiel ist zudem durch ein ausgeprägtes Hierarchie- und Machtgefälle gekennzeichnet. Forschung zu Gewalt im Krankenhaus zeigt, dass gerade in akutstationären Settings mit stark ausgeprägten Berufsrollen und Zeitdruck Grenzverletzungen begünstigt werden (Hahn et al., 2012). Die erlebte Erstarrungsreaktion ist eine typische Stress- und Schutzreaktion und darf nicht als Zustimmung oder Passivität missverstanden werden.

Das zentrale Dilemma besteht darin, dass die betroffene Person zwischen Selbstschutz, beruflicher Abhängigkeit und Loyalität gegenüber der Organisation steht. Sexualisierte Grenzverletzungen durch Vorgesetzte bleiben häufig unsichtbar, da sie subtil erfolgen, schwer belegbar sind und in einem professionellen Kontext stattfinden, in dem Nähe grundsätzlich notwendig ist.

Handlungsmöglichkeiten

Individuelle Ebene

- Ernstnehmen der eigenen Wahrnehmung und Benennung als Grenzverletzung (ILO, 2019)
- Dokumentation der Vorfälle (z. B. Gedächtnisprotokoll)
- Schaffen von Schutzräumen im Arbeitsalltag (z. B. nicht allein dokumentieren)

Team- und Führungsebene

- Vertrauliche Gespräche mit Ansprechpersonen (z. B. Führungskraft, Gleich-stellungsstelle)
- Unterstützung beim Einordnen der Situation und bei möglichen nächsten Schritten
- Sensibilisierung von Führungskräften für Macht- und Näheproblematiken

Organisationsebene

- Klare Haltung der Einrichtung, dass sexualisierte Belästigung kein hinzunehmendes Berufsrisiko darstellt (Heidrich et al., 2019)
- Transparente Beschwerde- und Schutzstrukturen
- Schulungen zu Grenzachtung und Machtverhältnissen im Krankenhaus

Fallbeispiel 2: Grenzverschiebung durch Patientin im pflegerischen Kontext

„Ich war im zweiten Ausbildungsjahr auf einer urologischen Station eingesetzt. Zu Beginn der Frühschicht sagte die examinierte Pflegefachkraft zu mir, ich solle heute die Intimpflegen bei den männlichen Patienten übernehmen, damit ich darin sicherer werde. Sie meinte, das gehöre dazu und ich müsse lernen, professionell damit umzugehen.

Einer der Patienten war etwa Mitte sechzig und nach einer Prostataoperation noch eingeschränkt mobil. Ich erklärte ihm die Intimpflege und begann routiniert mit der Waschung im Genitalbereich. Währenddessen schaute er mich an und sagte mit einem Grinsen, das sei ja ein angenehmer Start in den Tag und ob ich das nicht besonders gründlich machen wolle. Er fügte hinzu, dass junge Frauen das bestimmt besser könnten als die Kollegen.

Das hat mich völlig aus dem Konzept gebracht. Ich habe gemerkt, wie unangenehm mir die Situation wurde und wie unsicher ich innerlich war. Einerseits wollte ich professionell handeln und die Pflege korrekt durchführen. Andererseits fühlte sich seine Bemerkung eindeutig wie eine Grenzüberschreitung an. Ich wusste in dem Moment nicht, was richtig ist: soll ich etwas sagen, es erklären oder die Situation abbrechen.

Ich habe schließlich geschwiegen, die Pflege möglichst sachlich zu Ende geführt und mich innerlich zurückgezogen. Danach war ich verunsichert. Ich fragte mich, ob ich überempfindlich war oder ob ich hätte etwas sagen müssen. Im Team sprach ich zunächst nicht darüber. Ich wollte nicht, dass es heißt, ich sei noch nicht belastbar genug für die Urologie."

Analyse

Das Fallbeispiel zeigt eine sexualisierte verbale Grenzverschiebung durch einen Patienten im Rahmen einer fachlich indizierten Intimpflege. Urologische Versorgung gehört zum professionellen Auftrag, ist jedoch durch besondere körperliche Nähe und Intimsensibilität geprägt. Wird eine solche Handlung durch anzügliche Kommentare sexualisiert, verschiebt sich der Kontext von einer medizinischen Maßnahme zu einer persönlichen Ebene, die die professionelle Rolle unmittelbar irritiert.

Die Auszubildende erlebt die Bemerkung als unangemessen und grenzüberschreitend, ist jedoch situativ nicht handlungsfähig. Entscheidend ist hier weniger die Intention des Patienten als die Irritation der professionellen Rolle. Die Pflegesituation verliert ihre fachliche Eindeutigkeit und wird zu einer ambivalenten Interaktion, in der Nähe, Abhängigkeit und Geschlecht miteinander verschränkt sind. Besonders relevant ist der Ausbildungs- und Hierarchiekontext. Die Auszubildende steht unter dem impliziten Anspruch, Belastbarkeit und Professionalität zu demonstrieren. Ihr wurde die alleinige Durchführung der Intimpflegen mit dem Argument übertragen, Sicherheit gewinnen zu müssen. Damit entsteht ein doppelter Druck: Sie möchte fachlich korrekt handeln und zugleich den Erwartungen des Teams entsprechen. Unsicherheit und geringe Erfahrung können in solchen Situationen dazu führen, dass Grenzverletzungen nicht thematisiert werden (Hahn et al., 2012). Das Dilemma liegt im Spannungsfeld zwischen professioneller Rolle, Ausbildungsanforderung und Selbstschutz. Die Sorge, als wenig belastbar oder unprofessionell wahrgenommen zu werden, begünstigt Schweigen und Selbstzweifel.

Das Beispiel verdeutlicht damit, wie sexualisierte Grenzverletzungen im pflegerischen Alltag strukturell begünstigt werden können. Sie entstehen nicht allein durch individuelles Verhalten, sondern auch durch Hierarchie, Ausbildungsdruck und eine Teamkultur, in der Unsicherheiten nicht selbstverständlich offen angesprochen werden.

Handlungsmöglichkeiten

Individuelle Ebene

- Sachliche und klare Grenzsetzung; Zurückweisung sexualisierter Kommentare
- Unterbrechung der Situation bei fortgesetzter Grenzverletzung
- kurze verbale Klarstellung der professionellen Rolle
- zeitnahe Weitergabe der Situation an Praxisanleitung oder erfahrene Kolleg:innen

Team- und Anleitungsebene

- Nachbesprechung der Situation mit Praxisanleitung oder im Team, Kollegiale Beratung (Tietze, 2019)
- gemeinsame Entwicklung konkreter Reaktionsmöglichkeiten für ähnliche Situationen
- explizite Stärkung von Auszubildenden in ihrer professionellen Rolle
- klare fachliche Absicherung von Auszubildenden durch examinierte Pflegefachpersonen

Organisationsebene

- Schulungen zu Nähe, Distanz und sexualisierter Gewalt im Pflegealltag
- klare Handlungsleitlinien für Grenzverletzungen durch Patient:innen
- strukturelle Verankerung von Unterstützungsangeboten für Auszubildende
- Etablierung einer Teamkultur, in der Grenzsetzungen als professionell anerkannt und unterstützt werden

Fallbeispiel 3: Postoperative Intimpflege auf einer gynäkologischen Station

„Ich war nach einer laparoskopischen Operation auf der gynäkologischen Station noch sehr benommen. Die Narkose wirkte nach, ich war müde, orientiert, aber irgendwie wie in Watte gepackt. Ich wusste, dass es im OP-Bereich geblutet hatte und dass ich einen Blasenkatheter hatte. Mehr bekam ich nicht richtig mit.

Plötzlich stand ein mir unbekannter junger Pflegefachmann an meinem Bett. Er sagte, er müsse nach der Operation die Körper- und Intimpflege durchführen, weil ich noch nicht selbstständig aufstehen könne und im OP-Bereich Sekret und Blutreste entfernt werden müssten. Ich nickte, glaube ich zumindest. So genau weiß ich das nicht mehr. Er begann, mich zu entkleiden und wusch meinen Unterleib. Rational wusste ich vielleicht, dass das notwendig war. Aber in meinem Zustand fühlte ich mich vollkommen ausgeliefert. Ich konnte nicht klar denken, konnte meine Beine kaum selbst bewegen und hatte nicht das Gefühl, wirklich entscheiden zu können.

Ich erinnere mich daran, dass ich innerlich angespannt war und gehofft habe, dass es schnell vorbei ist. Ich hätte mir gewünscht, gefragt zu werden, ob ich warten möchte oder ob eine weibliche Pflegefachperson übernehmen kann. Stattdessen lief alles routiniert ab. Später, als ich klarer war, hatte ich das Gefühl, dass meine Grenzen überschritten wurden. Es war vielleicht medizinisch notwendig, aber für mich hat es sich nicht richtig angefühlt."

Analyse

Das Fallbeispiel beschreibt keine eindeutig sexualisierte Handlung im engeren Sinne, sondern eine medizinisch indizierte Intimpflege in einer Phase eingeschränkter Wachheit. Die Grenzverletzung entsteht hier nicht primär durch die pflegerische Maßnahme selbst, sondern durch das fehlende Erleben von Selbstbestimmung.

Die postoperative Sedierung reduziert die Fähigkeit der Patientin, eine informierte und freie Zustimmung zu geben. Ein Nicken oder passives Dulden kann unter diesen Bedingungen nicht als verlässliche Einwilligung gewertet werden. Die Handlung bewegt sich damit in einem Spannungsfeld zwischen fachlicher

Notwendigkeit und eingeschränkter Autonomie. Entscheidend ist weniger die objektive Indikation als das subjektive Erleben von Ausgeliefertsein. Gerade im gynäkologischen Setting erhält diese Konstellation besondere Bedeutung. Der Intimbereich ist nicht nur anatomisch exponiert, sondern biografisch, sozial und psychisch hochgradig schambesetzt. Die Kombination aus Nacktheit, körperlicher Schwäche, Schmerzen und männlicher Pflegeperson kann das Gefühl von Kontrollverlust intensivieren. Das Machtgefälle ist in dieser Situation nicht nur funktional, sondern existenziell.

Strukturell verweist das Beispiel auf ein zentrales Problem akutstationärer Settings: Routinen und Versorgungslogiken können dazu führen, dass pflegerische Maßnahmen technisch korrekt, jedoch nicht ausreichend einwilligungs- und beziehungsorientiert durchgeführt werden. Gewalt- und Grenzsituationen entstehen im Krankenhaus nicht isoliert, sondern im Zusammenspiel individueller, interaktioneller und organisationaler Faktoren (Hahn et al., 2012). Die Organisation verlangt Effizienz, postoperative Abläufe folgen Standards, Zeitressourcen sind begrenzt. In dieser Struktur kann die Sensibilität für situative Vulnerabilität in den Hintergrund treten.

Das Dilemma liegt damit im Spannungsfeld zwischen Versorgungsauftrag und Autonomie. Nicht jede Grenzverletzung entsteht aus intendierter Übergriffigkeit. Sie kann auch dort entstehen, wo professionelle Routine, Hierarchie und situative Abhängigkeit zusammentreffen. Gerade deshalb ist sie schwer zu erkennen und noch schwerer zu benennen.

Handlungsmöglichkeiten

Individuelle Ebene

- Prüfung der Einwilligungsfähigkeit bei postoperativer Sedierung
- keine Annahme stiller Zustimmung bei eingeschränkter Wachheit
- transparente Ankündigung und verbale Begleitung jedes Handlungsschrittes
- Wahrnehmung nonverbaler Reaktionen als mögliche Zeichen von Überforderung oder Ablehnung
- Möglichkeit der Verschiebung der Intimpflege, sofern medizinisch vertretbar

- Angebot einer geschlechtsgleichen Pflegeperson im gynäkologischen Setting

Team- und Führungsebene

- Thematisierung postoperativer Intimpflege als vulnerable Situation im Team
- Reflexion von Nähe-Distanz-Gestaltung im gynäkologischen Kontext
- Sensibilisierung für eingeschränkte Autonomie unter Sedierung
- Anerkennung von Schutz der Intimsphäre als Qualitätsmerkmal professioneller Pflege
- Unterstützung bei Unsicherheiten oder Rückmeldungen von Patient:innen

Organisationsebene

- Entwicklung klarer Standards zur Wahrung der Intimsphäre bei Intimpflege
- Verankerung von Einwilligungsprüfung in postoperativen Pflegeprozessen
- Integration des Themas in Schulungen zu Nähe, Distanz und Gewaltprävention
- transparente und niedrigschwellige Beschwerdemöglichkeiten für Patient:innen
- Berücksichtigung vulnerabler Situationen in der Gefährdungsbeurteilung

Zusammenführung

Die drei dargestellten Fallbeispiele verdeutlichen, dass sexualisierte Grenzverletzungen im akutstationären somatischen Setting in unterschiedlichen Konstellationen auftreten können und jeweils spezifische Herausforderungen für professionelles Handeln mit sich bringen. Während im ersten Fall ein hierarchisches Machtgefälle zwischen Mitarbeitenden im Vordergrund steht, ist das zweite Fallbeispiel durch die besondere Nähe- und Abhängigkeitssituation im pflegerischen Alltag sowie durch den Ausbildungsstatus der Pflegeschülerin geprägt. Das dritte Fallbeispiel rückt die postoperative Vulnerabilität der Patientin und die eingeschränkte Einwilligungsfähigkeit in den Fokus. Die dargestellten Situationen weisen eine zentrale Gemeinsamkeit auf: Die betroffenen Personen erleben die Grenzverletzungen als unangenehm, sind jedoch zunächst nicht in der Lage, unmittelbar zu reagieren oder die Situation klar zu benennen. Gefühle von Unsicherheit, Erstarrung und Selbstzweifel treten auf. Diese Reaktionen sind nicht als individuelles Versagen zu verstehen, sondern als Ausdruck struktureller Bedingungen, die Grenzsetzungen erschweren. Dazu zählen Hierarchien, situative Abhängigkeit, eingeschränkte Handlungssicherheit sowie eine Organisationskultur, in der Grenzverletzungen bagatellisiert oder als Teil des Berufsalltags normalisiert werden. Gleichzeitig zeigen die Fallbeispiele, dass sexualisierte Grenzverletzungen unterschiedliche Formen annehmen und daher keine einheitlichen Handlungsstrategien greifen. Während im ersten Fall insbesondere Schutzmechanismen, transparente Beschwerdewege und eine klare organisationale Haltung gegenüber Machtmissbrauch zentral sind, erfordert das zweite Fallbeispiel vor allem die Stärkung individueller Handlungssicherheit und eine klare fachliche Abgrenzung zwischen pflegerischem Auftrag und persönlichen Grenzen. Das dritte Fallbeispiel verdeutlicht die Bedeutung einer sensiblen Prüfung von Einwilligungsfähigkeit und Autonomie in vulnerablen Versorgungssituationen.

Die Analyse unterstreicht, dass Prävention sexualisierter Gewalt im Krankenhaus nicht allein auf der individuellen Ebene ansetzen kann. Erforderlich ist vielmehr ein Zusammenspiel aus persönlicher Sensibilisierung, teambezogener Unterstützung und verbindlichen organisationalen Strukturen. Erst wenn Grenzverletzungen als strukturelles Problem anerkannt werden und Verantwortlichkeiten klar definiert sind, können Mitarbeitende und Patient:innen darin bestärkt werden, Grenzen wahrzunehmen, zu benennen und Unterstützung in Anspruch zu nehmen.

Reflexionsfragen

- Wie sicher fühle ich mich darin, eigene Grenzen im beruflichen Kontext wahrzunehmen und klar zu benennen? Welche Faktoren stärken meine Handlungssicherheit, welche erschweren sie?
- Welche Unterschiede bestehen in meinem Arbeitsumfeld zwischen sexualisierten Grenzverletzungen durch Patient:innen, Kolleg:innen oder Vorgesetzte? Inwiefern beeinflussen diese Konstellationen meine Reaktionsmöglichkeiten?
- Welche Unterstützung erhalte ich im Team oder durch Führungskräfte, wenn ich eine Grenzverletzung erlebe oder beobachte? Wo nehme ich strukturelle oder kommunikative Verbesserungspotenziale wahr?
- Welche institutionellen Maßnahmen, z. B. Schutzkonzepte, Schulungen, klare Beschwerdewege, sind in meiner Einrichtung etabliert? Wie sichtbar und wirksam sind sie im konkreten Arbeitsalltag?

3.5 Sexualisierte Gewalt gegenüber Pflegenden in Einrichtungen für Menschen mit Behinderung(en) – ein verdrängtes Thema im professionellen Setting

Andra Schweiger & Markus Witzmann

Einrichtungen für Menschen mit Behinderung(en) sind Orte der Fürsorge und Unterstützung — zugleich aber auch Orte, an denen Pflegende selbst Ziel sexualisierter Gewalt werden können, ohne dass dies bislang ausreichend anerkannt oder professionell aufgearbeitet wird.

Das Problem erkennen

Sie kennen das: Ein:e Bewohner:in macht anzügliche Bemerkungen oder fasst Sie unerlaubt an während der Pflegehandlung. Solche Situationen erleben Pflegepersonen häufiger, als öffentlich darüber gesprochen wird. Sexualisierte Gewalt in der Pflege umfasst alle Formen sexueller Übergriffe, Grenzverletzungen und Machtmissbräuche, die im Kontext professioneller Pflegebeziehungen auftreten (ZQP, 2017).

Während sexualisierte Gewalt durch Pflegepersonal zunehmend Beachtung findet, bleibt ein bedeutsamer Aspekt unzureichend adressiert: Sexualisierte Übergriffe von betreuten Personen gegenüber Pflegenden (BGW, 2021). Diese werden häufig bagatellisiert, psychologisiert oder als „krankheitsbedingt" relativiert, besonders wenn kognitive oder neurologische Einschränkungen vorliegen (BGW & DGUV, 2019).

In vielen Einrichtungen herrscht die unausgesprochene Regel: „Das gehört zum Job dazu – stell dich nicht so an." Doch die Folgen für betroffene Pflegepersonen können erheblich sein: Gefühle von Ohnmacht, Angst, Ekel, Schuld und Scham sind keine Seltenheit (BGW & DGUV, 2019).

Hierzu ein Fallbeispiel: Herr Z. – ein Alltag voller Grenzverletzungen
In einer stationären Wohneinrichtung der Eingliederungshilfe lebt der 30-jährige Herr Z., der infolge eines schweren Schädel-Hirn-Traumas rund um die Uhr betreut wird:

Die Übergriffe
- explizite sexualisierte Kommentare während der Pflege: „Du kannst dich nackt ins Bett legen"
- Aufforderungen, ihn am Genitalbereich zu berühren
- Masturbation während Intimpflege und Toilettengang mit verbalen Kommentaren
- verbale Drohungen mit sexueller Gewalt bei Grenzsetzungen
- körperliche Gewalt wie Schlagen oder Treten in Stresssituationen

Die Reaktionen im Team
- Übergriffe werden weggelächelt oder durch Humor entschärft
- Verhalten wird als neurologische Folge eingeordnet und ignoriert
- Belastungen bleiben unausgesprochen
- andere Bewohner:innen bekommen die Situationen mit

Die institutionelle Reaktion
- Leitung nimmt Problematik nicht als ernsthafte Belastung wahr
- professionelles Handeln wird vorausgesetzt, ohne Schutzstrukturen zu bieten
- keine Supervision, Unterstützung oder Schulungen
- Mitarbeitende fühlen sich allein gelassen

Die Zu- und Angehörigen
- tun Übergriffe als „Fehlreaktionen" oder „Missverständnisse" ab
- machen ausschließlich das Pflegepersonal für Eskalationen verantwortlich
- relativieren die Übergriffe von Herrn Z.

Die emotionale Belastung verstehen

Wie geht es der Pflegeperson, die von Herrn Z. aufgefordert wird, sich „nackt ins Bett zu legen"? Maria, eine erfahrene Pflegefachperson, beschreibt ihre Gefühle so: „Ich fühle mich gedemütigt und hilflos. Einerseits soll ich professionell bleiben, andererseits bin ich als Mensch verletzt. Mit der Zeit macht man die Arbeit nur noch mechanisch, um sich zu schützen."

Viele Pflegepersonen beschreiben ähnliche starke Belastungen. Sie erleben eine Mischung aus Emotionen, die sie oft selbst überraschen (BGW, 2021):

Typische Reaktionen und Folgen

Ekel und Scham:

> „Ich ekele mich so stark, dass ich die Pflege kaum noch durchführen kann. Manchmal schäme ich mich sogar, darüber zu sprechen."

Wut und Ärger:

> „Niemand respektiert meine Grenzen – weder der Bewohner noch die Leitung. Diese Wut kann ich nicht zeigen, weil ich ‚professionell' sein muss."

Hilflosigkeit und Ohnmacht:

> „Ich weiß nicht, wie ich reagieren soll. Es gibt keine klaren Regeln und alle spielen die Vorfälle herunter."

Abstumpfung oder Rückzug:

> „Ich schalte innerlich ab und erledige nur noch das Nötigste. Manchmal denke ich ans Kündigen."

Diese Gefühle sind normal und berechtigt. Sie dürfen nicht dazu führen, dass Pflegepersonen allein gelassen werden. Mit der Zeit kann diese Belastung so stark werden, dass Pflegepersonen krank werden oder den Beruf verlassen (Vaupel, 2023).

Sexualisierte Gewalt gegen Menschen mit Behinderungen

Eine aktuelle Studie des Bundesministeriums für Familie, Senioren, Frauen und Jugend zeigt, dass Menschen mit Behinderungen in Wohn- und Betreuungssettings besonders häufig von sexualisierter Gewalt betroffen sind (BMAS & BMFSFJ, 2024). Die Ergebnisse machen deutlich: Diese Form der Gewalt ist kein Einzelfall, sondern ein ernstzunehmendes gesellschaftliches Problem, das auch in der Pflege und Betreuung vorkommt.

Für Fachkräfte bedeutet das, dass sie offen für das Thema sein, Grenzverletzungen ernst nehmen und den Betroffenen Glauben schenken müssen. Nur so können Schutz, Prävention und Unterstützung wirksam umgesetzt werden.

Pflege(fach)personen tragen eine doppelte Verantwortung: Sie müssen die Sicherheit und Rechte der betreuten Menschen wahren und gleichzeitig ihre eigene psychische und physische Gesundheit schützen. Die Erkenntnisse der Studie verdeutlichen, wie wichtig klare Strukturen, Schulungen, Supervision und eine offene Gesprächskultur sind – sowohl für die Betreuung von Menschen mit Behinderungen als auch für den Schutz der Pflege(fach)personen selbst.

Das gefährliche Schweigen

Im Fall von Herrn Z. zeigt sich deutlich, wie das Schweigen entsteht: Die Kolleg:innen versuchen zunächst, die Übergriffe zu ignorieren, die Leitung spielt sie herunter, und die Zu- und Angehörigen relativieren sie. Diese Kultur des Schweigens hat verschiedene Ursachen:

Warum Pflegepersonen schweigen

- Angst vor Schwäche: „Andere schaffen das doch auch“
- Falsche Professionalitätsvorstellung: „Ich muss alles aushalten können“
- Sorge um den Ruf: „Was denken die Kolleg:innen von mir?“
- Gefühl der Isolation: „Ich bin die/der Einzige, die/der so empfindet“

Die gefährlichen Folgen

- Schweigen im Team: Niemand spricht über Gefühle und Belastungen
- Normalisierung von Gewalt: „Das gehört eben dazu“
- Fehlende Handlungssicherheit: Jede/r reagiert anders, meist aus Unsicherheit
- Zusätzlicher Stress: Druck von Leitung und Zu- und Angehörigen verstärkt das Problem

Das führt zu einer Abwärtsspirale: Grenzverletzungen werden häufiger und immer mehr hingenommen. Eine offene Gesprächskultur ist deshalb unerlässlich (Depauli, 2016).

Handeln statt Aushalten/Handlungsfähig bleiben: Konkrete Lösungsstrategien

Damit sich die Lage für alle Beteiligten verbessert, muss auf mehreren Ebenen gleichzeitig gehandelt werden. Es reicht nicht, wenn nur die Pflegepersonen an ihrem Verhalten arbeiten – auch Einrichtung und Zu- und Angehörige müssen eingebunden werden (BGW & DGUV, 2019).

Sofortmaßnahmen für Pflegepersonen

Grenzen sofort und klar kommunizieren – so geht's:

- Stopp-Signal: „Herr Z., ich möchte, dass Sie jetzt Ihre Hände bei sich behalten.“
- Konsequenz benennen: „Wenn Sie das nicht tun, muss ich die Pflege unterbrechen.“
- Ruhig bleiben: Keine Diskussion, keine Erklärungen in der Situation; klare Aussagen
- Bei körperlichen Übergriffen: Abstand schaffen und Kolleg:innen rufen

Beispielformulierungen

- Bei sexuellen Kommentaren: „Das möchte ich nicht hören. Sprechen wir über etwas anderes.“
- Bei Berührungen: „Nehmen Sie bitte Ihre Hände weg. Das ist nicht erlaubt.“

- Bei Masturbation: „Ich komme in 10 Minuten wieder, wenn Sie sich beruhigt haben."

Weitere wichtige Schritte

- Kollegiale Unterstützung suchen: Im Team offen über Gefühle sprechen
- Belastungen früh benennen: Überforderung rechtzeitig ansprechen verhindert chronische Probleme
- Schulungen besuchen: Trainings zu Deeskalation und Selbstschutz geben Sicherheit (BGW & DGUV, 2019)

Teamstrategien

- Regelmäßige Fallbesprechungen mit festen Terminen
- Einheitliches Handeln: Alle reagieren ähnlich
- Supervision nutzen: Externe Fachleute einbeziehen
- Ressourcen teilen: Belastende Tätigkeiten aufteilen

Alle Teammitglieder sollten sich auf ein Vorgehen einigen. Unterschiedliche Reaktionen verwirren den Bewohner:innen und verschärfen die Situation (BGW & DGUV, 2019).

Führungsverantwortung

- Schutzkonzept mit klaren Leitlinien implementieren
- feste Ansprechpersonen für Notfälle benennen
- Doppelbesetzungen in schwierigen Situationen ermöglichen
- regelmäßige Supervision und Fachberatung anbieten
- zusätzliche Ressourcen in Hochbelastungssituationen

Leitungen müssen das Problem ernst nehmen und aktiv unterstützen (BGW & DGUV, 2019).

Arbeit mit Bewohner:innen wie Herrn Z.

Medizinische und therapeutische Unterstützung:

- Strukturierte Tagesgestaltung: Klarer Tagesplan und feste Rituale reduzieren Auslöser wie Langeweile

- Verhaltensvereinbarungen: Soweit möglich, klare visualisierte Regeln entwickeln (BGW & DGUV, 2019)
- Externe Fachstellen: Sexualpädagogische oder verhaltenstherapeutische Angebote nutzen
- Fachärztliche Prüfung: Können Medikamente oder Therapien die Impulskontrolle verbessern?

Angehörigenarbeit

Transparente Kommunikation mit Zu- und Angehörigen:

- verdeutlichen, welche Belastung das Verhalten verursacht
- sachliche Dokumentation der Vorfälle vorlegen
- Zu- und Angehörige aktiv in Lösungspläne einbinden (BGW & DGUV, 2019)

Was Sie rechtlich wissen müssen: Ihre Rechte als Pflegeperson

Viele Pflegepersonen glauben, sie müssten alles aushalten. Das stimmt nicht. Sie haben Rechte:

Ihre rechtlichen Schutzansprüche (siehe hierzu auch Kap. 4) Schutz vor Gewalt am Arbeitsplatz: Ihr Arbeitgeber ist nach dem Arbeitsschutzgesetz verpflichtet, Sie vor Gewalt zu schützen

- Unterbrechung der Pflege: Bei akuten Übergriffen dürfen Sie die Pflegesituation verlassen
- Unterstützung durch den Arbeitgeber: Ihr Arbeitgeber muss Schutzmaßnahmen ergreifen (§ 618 BGB)
- Anzeige bei Straftaten: Sexuelle Belästigung ist strafbar – auch bei Menschen mit Behinderung

Wichtig: Dokumentieren Sie alle Vorfälle schriftlich. Das schützt Sie rechtlich und hilft bei der Lösungsfindung.

Langfristige Prävention: So kann es auch gehen

Ein Beispiel aus der Praxis
Das Pflegeheim „Sonnenhof" hat vor zwei Jahren ein Schutzkonzept gegen sexualisierte Gewalt eingeführt. Seitdem:

- gibt es wöchentliche 15-minütige Teamgespräche über belastende Situationen.
- werden schwierige Pflegesituationen grundsätzlich zu zweit durchgeführt.
- hat jede Pflegeperson eine feste Vertrauensperson im Team.
- erhalten alle Mitarbeitenden jährlich eine Schulung zu Deeskalation.
- wurden klare Handlungsabläufe für Grenzverletzungen entwickelt.

Das Ergebnis: weniger Krankheitstage, weniger Personalwechsel und ein entspannteres Arbeitsklima. Pflegeperson Sandra sagt: „Endlich kann ich offen sagen, wenn mich etwas belastet, ohne dass ich als schwach gelte."

Warum solche Situationen besonders belastend sind

Sexualisierte Grenzverletzungen treffen Pflegepersonen auf mehreren Ebenen gleichzeitig. Sie erleben nicht nur eine persönliche Kränkung, sondern auch Unsicherheit über angemessene Reaktionen. Viele fühlen sich von Leitung und Zu- und Angehörigen unverstanden. Hinzu kommt die Angst, als schwach oder unprofessionell zu gelten.

Diese Mehrfachbelastung kann langfristig zu Burnout, innerem Rückzug oder Berufsausstieg führen. Einrichtungen müssen frühzeitig gegensteuern und eine Kultur schaffen, in der über Belastungen gesprochen und Hilfe selbstverständlich angenommen werden kann (BGW, 2021).

Fazit

Sexualisierte Grenzverletzungen sind kein Einzelfallproblem, sondern eine Herausforderung, die nur gemeinsam bewältigt werden kann. Damit Pflegepersonen gesund bleiben und Bewohner:innen wie Herr Z. gleichzeitig eine gute Versorgung erhalten, müssen mehrere Bedingungen erfüllt sein:

Die folgenden fünf Prinzipien erfolgreicher Prävention lassen sich aus der Praxis und Forschung ableiten:

1. Pflegepersonen dürfen mit ihren Belastungen nicht allein bleiben
2. Verbindliche Regeln und Schutzkonzepte mit festen Ansprechpersonen sind notwendig
3. Zu- und Angehörige müssen eingebunden und informiert werden
4. Bewohner:innen wie Herr Z. müssen medizinisch und therapeutisch unterstützt werden
5. Teams brauchen regelmäßige Supervision und ausreichende Ressourcen

Nur wenn alle Beteiligten zusammenarbeiten, kann Pflege ein Ort bleiben, an dem alle sicher und respektvoll miteinander umgehen – selbst in schwierigen und emotional belastenden Situationen.

Reflexionsfragen

- Welche Gefühle löst das Verhalten von Herrn Z. oder vergleichbaren Bewohner:innen bei mir aus und wie gehe ich bisher damit um?
- Wie klar und konsequent setze ich in meiner pflegerischen Arbeit eigene Grenzen
- Welche Unterstützung wünsche ich mir in meinem Team oder von meiner Leitung im Umgang mit sexualisierten Übergriffen?
- Wie sprechen wir in unserem Team über Belastungsthemen wie Grenzverletzungen: offen, defensiv oder gar nicht?
- Was kann ich konkret tun, um einen achtsamen, respektvollen Umgang mit mir selbst und meinen Kolleg:innen in solchen Situationen zu fördern?

3.6 Strategien zur Prävention sexualisierter Gewalt in der pädiatrischen Pflege

Monika Schaffner & Christian Friedrich Markus

Sexualisierte Gewalt gegen Kinder stellt ein gravierendes gesellschaftliches, ethisches und gesundheitliches Problem dar, das in allen sozialen Kontexten vorkommt. Sie kann mit lebenslangen psychischen und physischen Folgen für die Betroffenen verbunden sein (Maniglio, 2009). Die Erscheinungsformen reichen von körperlichen, verbalen und visuellen Übergriffen bis hin zu sexualisierter Online-Gewalt und erfordern eine differenzierte Wahrnehmungs- und Handlungskompetenz im professionellen Kontext (WHO, 2022). Die Betreuung von Kindern und Jugendlichen in medizinischen Einrichtungen macht Pflegefachpersonen zu wichtigen Akteuren der Prävention und Früherkennung. In der pädiatrischen Pflege ermöglicht die besondere Vertrauensbeziehung zum Kind die frühzeitige Wahrnehmung von Auffälligkeiten. Prävention ist daher nicht nur als institutioneller Schutzmechanismus zu verstehen, sondern als Kernkompetenz professioneller Pflegepraxis, die Wissen, Haltung und Handlungsfähigkeit verbindet (Lines et al., 2018).

Epidemiologie und Folgen

Die polizeiliche Kriminalstatistik des Bundeskriminalamts weist für das Jahr 2024 16.354 durch die Polizei ausermittelte Fälle sexuellen Kindesmissbrauchs, 1.191 Fälle sexuellen Missbrauchs von Jugendlichen und 446 Fälle sexuellen Missbrauchs von Schutzbefohlenen aus (BKA, 2024). Dunkelfeldforschungen gehen davon aus, dass etwa jede*r siebte bis achte Erwachsene in Deutschland in Kindheit und Jugend sex.Gewalt erlitten hat, wobei Frauen häufiger betroffen sind (Witt et al., 2019). Die meisten Betroffenen erlebten die Gewalt im familiären Umfeld. Internationale Metaanalysen deuten darauf hin, dass weltweit etwa 19 % aller Mädchen und 15 % aller Jungen sex. Gewalt erlebt haben (Cagney et al., 2025). Die gesundheitlichen Folgen reichen von psychischen Störungen und Traumafolgen bis zu somatischen Beschwerden (Chen et al., 2010; Maniglio, 2009).

Die pädiatrische Gesundheitsversorgung steht vor der Herausforderung, mögliche Hinweise auf sexualisierte Gewalt im klinischen Kontext fachlich einzuordnen und entsprechend zu reagieren. Zugleich erfordert der Umgang mit der Vulnerabilität von Patient:innen sowie Zu- und Angehörigen eine empathische Haltung, die Sicherheit und Vertrauen vermittelt (Herrmann et al., 2016).

Präventive Strategien im Gesundheitswesen

Die Prävention sexualisierter Gewalt im Gesundheitswesen ist ein mehrdimensionaler Prozess, der sowohl institutionelle Strukturen als auch personale Kompetenzen umfasst. Ein präventiver Ansatz kann nur dort effektiv sein, wo alle Ebenen eines Systems von der Organisationsleitung bis zur operativen Ebene aufeinander abgestimmt sind (siehe hierzu auch Kap. 1.2).

Eine einrichtungsweit getragene Haltung wird durch ein Schutzkonzept konkretisiert und erhöht die Handlungssicherheit des Personals. Ein wesentliches Element von Schutzkonzepten ist die Gefährdungs- und Potenzialanalyse. Risikofaktoren für Gewalt in medizinisch-pflegerischen Institutionen betreffen unter anderem vulnerable Patient:innengruppen, personell-strukturelle Bedingungen, risikobehaftete Betreuungsverhältnisse sowie Defizite in Fehler-, Informations- und Beteiligungskultur und im Beschwerdemanagement (Hoffmann et al., 2021).

Die gemeinsame Erarbeitung der Risikofaktoren und Potenziale durch das Fachpersonal, Kinder, Jugendliche und ihren Angehörigen kann als Basis zur Erarbeitung von präventiven Maßnahmen dienen. Mögliche Bausteine sind Fortbildungen, Verhaltenskodizes, altersangemessene Beschwerde- und Beteiligungswege, benannte Ansprechpersonen sowie Aspekte der Personalauswahl (Allroggen et al., 2023).

Der Erfolg dieser Strukturen hängt wesentlich von einer organisationskulturellen Haltung ab, in der Pflegefachpersonen als Teil eines multidisziplinären Präventionsnetzwerks agieren. Eine wirksame Präventionspraxis erfordert die Integration kompetenzorientierter Lerninhalte in Pflegeausbildung und Pflegestudium, die sich in Fach-, Methoden-, Sozial- und Selbstkompetenzen gliedern lassen (Ryschka et al., 2008). Kinderschutz sollte als Querschnittsthema in allen Modulen verankert sein, um ihn als Bestandteil professioneller Pflegepraxis zu etablieren.

Sichere Gespräche führen: Wie Pflegefachpersonen Kinder und Jugendliche in Krisensituationen unterstützen

Durch den kontinuierlichen Kontakt und den Aufbau tragfähiger Beziehungen im pädiatrischen Alltag, ist es nicht unwahrscheinlich, dass Pflegefachpersonen zu den ersten Fachpersonen gehören, die Hinweise auf Gefährdungen erkennen oder von Betroffenen als vertrauliche Gesprächspartner:innen wahrgenommen werden. Gespräche in solchen Situationen erfordern fachliche Sensibilität. Sie dienen nicht der Aufklärung im juristischen Sinne, sondern der Vermittlung von Sicherheit, Stabilisierung und Weiterleitung. Traumasensible Gesprächsführung stellt Beziehung und den Schutz der Betroffenen in den Mittelpunkt und vermeidet Druck oder Suggestion (Forkey et al., 2021). Grundbestandteile der erfolgreichen Gesprächsführung sind ein geschützter Gesprächsrahmen, sowie alters- und entwicklungsstandangemessene Sprache. Aussagen von Betroffenen oder eigene Wahrnehmungen, die auf sexuellen Missbrauch hindeuten, sollten ernstgenommen werden.

Anhand des folgenden Praxisbeispiels wird schrittweise dargestellt, wie ein trauma-sensibler Gesprächsrahmen in einer Verdachtssituation aufgebaut werden kann.

Ausgangssituation
Eine 15-jährige Patientin äußert im Rahmen der pflegerischen Versorgung leise:
„Ich glaube, da ist etwas passiert, was nicht okay war."

Für einen geeigneten Gesprächsrahmen ist ein ruhiger, geschützter Ort zu wählen und kritisch zu prüfen, wer am Gespräch teilnimmt. Potenziell beeinflussende Bezugspersonen sollten nach Möglichkeit nicht teilnehmen. Das Sicherheits- und Autonomieempfinden Betroffener wird gestärkt, wenn sie frühzeitig in Entscheidungen einbezogen werden und der Gesprächsablauf transparent erläutert wird (Forkey et al., 2021).

Gestaltung des Gesprächsrahmens
Die Pflegefachperson reagiert ruhig und signalisiert Gesprächsbereitschaft, ohne nach Details zu fragen.
Beispielhafte Gesprächssequenz
„Danke, dass du mir das sagst. Wenn du möchtest, kannst du mir erzählen, was du genau meinst. Mir ist wichtig, dass wir in Ruhe sprechen können. Wir können hierbleiben oder in das Stationszimmer gehen, dort sind wir ungestört. Wo würdest du dich gerade am wohlsten fühlen?"

Anschließend wird mit der Jugendlichen geklärt, ob sie das Gespräch alleine führen möchte oder eine Vertrauensperson hinzuzieht. Ist ein adäquater Gesprächsrahmen hergestellt und liegt die Zustimmung der betroffenen Person vor, kann das Gespräch fortgesetzt werden. Pflegefachpersonen benennen dabei frühzeitig und verständlich die Grenzen der Vertraulichkeit und erläutern kindgerecht, warum im Kinder- und Jugendschutzkontext die Einbindung weiterer Fachstellen erforderlich sein kann. Die transparente Benennung des Ablaufs bietet Orientierung und schafft Vertrauen, statt Ängste oder Rückzug auszulösen.

Beispielhafte Gesprächssequenz
„Du entscheidest selbst, was du mir erzählen möchtest und wie lange wir sprechen. Wenn du eine Pause brauchst oder heute etwas nicht sagen willst, ist das völlig in Ordnung. Mir ist wichtig, dir kurz zu erklären, wie wir mit dem umgehen, was du mir erzählst, damit du dich sicher fühlst und weißt, was die nächsten Schritte sein können. Ich beziehe dich dabei mit ein und erkläre dir alles. Wir entscheiden gemeinsam, wie es weitergehen kann."

Geäußerte Aussagen sollten ernst genommen und emotional angemessen gespiegelt werden. Validierende Gesprächsführung benennt wahrgenommene Gefühle, ohne sie zu bewerten, zu interpretieren oder Verantwortung zuzuschreiben. Offene und nicht lenkende Fragen unterstützen dabei, der betroffenen Person Raum für eigene Worte zu lassen und Suggestion zu vermeiden. Primäres Ziel des Akutgespräches ist nicht eine vollständige Darstellung des Geschehens, sondern das Wahrnehmen von Belastung und Unterstützungsbedarf (Forkey et al., 2021).

Zum Gesprächsabschluss fasst die Pflegefachperson relevante Inhalte sachlich zusammen und erläutert die nächsten Schritte transparent, um Unsicherheiten zu reduzieren. Eine möglichst eindeutige Perspektivklärung stärkt das Vertrauen betroffener Personen und erleichtert die Weitervermittlung an spezialisierte Unterstützungsangebote (Kim & Choi, 2025; Lines et al., 2024).

Beobachtungen und Aussagen werden zeitnah und getrennt von Interpretationen dokumentiert. Das Gedächtnisprotokoll enthält Datum, Uhrzeit und Ort des Gesprächs. Festzuhalten sind beteiligte Personen, wenn möglich wörtliche Kernaussagen der betroffenen Person, relevante Verhaltensbeobachtungen sowie eingeleitete Maßnahmen und vereinbarte nächste Schritte (Forkey et al., 2021).

Die Rolle der School Nurse

In Ländern mit etablierten schulgesundheitlichen Diensten, etwa in Skandinavien, Großbritannien oder den Vereinigten Staaten, übernehmen School Nurses eine wichtige Rolle im Kinderschutz. Sie fungieren als niedrigschwellige Anlaufstelle, erkennen Auffälligkeiten frühzeitig und vermitteln bei Bedarf weiterführende Hilfen (u. a. Harding et al., 2019). Durch ihre kontinuierliche Präsenz im Schulalltag nehmen sie körperliche und psychosoziale Hinweise auf Gewalterfahrungen früh wahr und wirken als Schnittstelle zwischen Schule, Gesundheitswesen und Sozialarbeit. In Deutschland befindet sich die Schulgesundheitspflege noch in der Erprobung. Erste Evaluationen aus Brandenburg und Hessen weisen auf einen positiven Beitrag zur Präventionsarbeit hin (Paulus & Petzel, 2021). Der Deutsche Berufsverband für Pflegeberufe (DBfK) beschreibt die Identifizierung, Beratung und Unterstützung gesundheitlich gefährdeter Schüler:innen als zentrale Aufgaben dieses Tätigkeitsfeldes (DBfK, 2025). Voraussetzung hierfür sind spezifische Qualifikationsmodule, die rechtliche Grundlagen des Kinderschutzes sowie Kompetenzen in Gesprächsführung, Krisenintervention und Netzwerkarbeit vermitteln.

Community Health Nursing und familienzentrierte Prävention

Community Health Nurses (CHN) sind international etabliert und übernehmen in gemeindeorientierten Versorgungsstrukturen eine wichtige Rolle in der Prävention sexualisierter Gewalt (Kent et al., 2011; Honda et al., 2020). Ihr Tätigkeitsfeld umfasst Gesundheitsberatung, Aufklärung, Früherkennung und die Begleitung vulnerabler Familien. Durch regelmäßige Hausbesuche erhalten sie Einblicke in familiäre Lebenskontexte und erkennen relevante Risikofaktoren frühzeitig. Community Child Health Nursing (CCHN) stellt ein erweitertes Konzept dar, das unter anderem in Australien und dem Vereinigten Königreich etabliert ist. Auf Grundlage eines salutogenetischen Ansatzes werden Eltern frühzeitig unterstützt, um Resilienz zu stärken und eine sichere sowie gesundheitsfördernde Umgebung für Kinder zu fördern. Vertrauensvolle Beziehungen erleichtern die frühzeitige Identifikation familiärer Risiken (Borrow et al., 2011).

CHN und CCHN fungieren als Schnittstelle zwischen individueller Beratung und kommunaler Präventionsarbeit. Sie stärken elterliche Kompetenzen, vermitteln Informationen zu Hilfsangeboten und tragen zur Entwicklung einer gemeindebasierten „Schutzkultur“ bei, in der familiäre Risikofaktoren thematisiert werden können.

Prävention auf der Wochenbettstation

Das Wochenbett stellt eine besonders sensible Phase familialer Entwicklung dar, in der Bindungen entstehen und Eltern neue Rollen übernehmen. Pflegefachpersonen können hier frühzeitig präventiv wirken, indem sie Eltern zu sicherer körperlicher Nähe, Grenzachtung und kindlichen Signalen informieren und auf Beratungs- und Unterstützungsangebote hinweisen. Aktuelle Konzepte betonen die Integration von Gewaltprävention in die Elternbildung unmittelbar nach der Geburt, etwa durch Aufklärung zu frühkindlicher Entwicklung, Schutz der Privatsphäre sowie Stress- und Überforderungsmanagement. Zugleich gehört die Beobachtung psychosozialer Dynamiken, die auf Belastungs- oder Risikosituationen hinweisen, zu den wesentlichen Aufgaben der Wochenbett- und Neugeborenenpflege (Yokomizo et al., 2023). Für diese Aufgaben benötigen Pflegefachpersonen fundiertes Wissen zu Bindungstheorien und frühkindlicher Entwicklung (Grossmann & Grossmann, 2009).

Schlussfolgerungen

Die Prävention sexualisierter Gewalt in der pädiatrischen Pflege erfordert Kompetenzentwicklung, verbindliche Schutzkonzepte und abgestimmte multiprofessionelle Strukturen. Evidenzbasierte, traumasensible und rechtlich abgesicherte Vorgehensweisen ermöglichen Pflegefachpersonen die Früherkennung von Gefährdungen und die Einleitung bedarfsgerechter Maßnahmen zum Schutz von Kindern und Jugendlichen.

Reflexionsfragen

- Welche Kompetenzen benötigen Pflegefachpersonen, um Aussagen und Verhaltensweisen von Kindern und Jugendlichen ernst zu nehmen, ohne zu bewerten oder suggestiv zu wirken, und wie können diese Kompetenzen im Team gestärkt werden?
- Wie sind in Ihrer Einrichtung die Meldewege, Zuständigkeiten und interdisziplinären Schnittstellen bei Verdacht auf sex. Gewalt geregelt, und inwieweit sind diese für Pflegefachpersonen transparent und handhabbar?

3.7 Ambulante Pflege am Beispiel der psychiatrischen häuslichen Krankenpflege

Ingo Tschinke & Britte Schneider-Tschinke

Die psychiatrische häusliche Krankenpflege (pHKP) spielt in der Gesamtversorgung von Menschen mit psychischen Erkrankungen eine wichtige Rolle, wenn auch regional in den Bundesländern sehr unterschiedlich. Auf die Richtlinie für pHKP möchten wir an dieser Stelle nicht eingehen, zu den Grundlagen sollte andere Fachliteratur hinzugezogen werden (Tschinke et al., 2021). Wichtig hervorzuheben bei der pHKP ist es, dass die Versorgung durch Pflegepersonen zum größten Teil in der Häuslichkeit der Betroffenen stattfindet und weitaus seltener im öffentlichen Raum (Café, Bäckerei, Supermarkt etc.), das heißt die Pflegeperson befindet sich als Gast in den Räumlichkeiten der Betroffenen. Dies fordert auch die Richtlinie für pHKP, in dem sie festlegt, dass die Versorgung in der Häuslichkeit oder in sonstigen geeigneten Räumlichkeiten stattzufinden hat (Tschinke, 2021a). Da es in den Gesprächen mit den Bezugspflegepersonen zumeist um die psychische Erkrankung und deren Bewältigung geht, ist eine ablenkungsfreie Umgebung durchaus sinnvoll. Dass die Besuche in der Häuslichkeit der Betroffenen stattfinden, ist zumeist nicht beunruhigend und aus diesem Grunde ist die Versorgung der Betroffenen größtenteils komplikationslos. Trotz alledem ist die Häuslichkeit aus arbeitspsychologischer Sicht ein vulnerabler Arbeitskontext aufgrund von Arbeitsorganisation, Setting und Rollenerwartungen. Dabei zeigen sich als zentrale Risikofaktoren (Barling et al., 2001):

- Isolation der Pflegeperson (keine unmittelbare organisationale Rückendeckung), denn sie befindet sich in Räumlichkeiten der betroffenen Person und es gibt kaum eine Chance, dort Hilfe zu erhalten.
- fehlende soziale Kontrolle im privaten Raum der Betroffenen (Gastrolle) – im Gegensatz zum klinischen Kontext sind Betroffene diejenigen, die Grenzen bestimmen und aufzeigen.
- Zwang zur Wiederkehr trotz Grenzverletzung (Pflegeauftrag) die Pflegeperson versorgt die betroffene Person im Zeitraum von vier Monaten (entsprechend der Richtlinie für pHKP) mit mindestens einem Besuch pro Woche, eventuell sogar mit höherer Frequenz.

- Asymmetrie von Nähe, Abhängigkeit und Macht. Betroffene haben die Macht des Hausrechts, sie wählen z. B. aus, wo man sitzt und miteinander spricht und bestimmen somit auch die Nähe zur Pflegeperson. Sie bestimmen, ob die Tür hinter der Pflegeperson verschlossen wird, ob die Pflegeperson so sitzt, dass eine Flucht jederzeit möglich ist oder nicht.

Untersuchungen zeigen, dass sexualisierte, gewalttätige Übergriffe zwar selten, allerdings sexualisierte Grenzverletzungen durch Betroffene keine Randphänomene, sondern in allen Versorgungssettings der Pflege hochprävalent sind, insbesondere durch verbale sexualisierte Übergriffe (Adler et al., 2021). Alle Fälle von Bedrohungen und sexualisierter Gewalt werden sehr ernst genommen werden und zum Schutz der betroffenen Personen sofort Maßnahmen ergriffen, um dieser Personen vor jeglicher Form von Übergriffen zu schützen (Adler et al., 2021).

Prävention sexualisierter Gewalt

Darüber hinaus ist in der pHKP die Prävention von sexualisierter Gewalt ein wichtiger Bestandteil des Qualitätsmanagements und der Versorgungssicherheit. Ziel ist es, sowohl Betroffene als auch Mitarbeitende zu schützen und ein sicheres, respektvolles Umfeld zu gewährleisten.

Wichtige Aspekte der Prävention:

- **Klare Haltung und Null-Toleranz:** Der Fachpflegedienst sollte eine Null-Toleranz-Politik gegenüber jeglicher Form von sexualisierter Gewalt verfolgen. Das gilt für Übergriffe durch Mitarbeitende, Betroffene oder Dritte (z. B. Zu- und Angehörige).
- **Sensibilisierung und Schulung:** Alle Mitarbeitenden sollten regelmäßig zu den Themen Grenzachtung, Nähe und Distanz, Erkennen von Warnsignalen und professionellem Umgang mit Verdachtsfällen geschult werden, um das Thema, sollten sie betroffen sein, sofort aufzugreifen und sich nicht hinter falscher Scham zu verbergen.

Dazu gehört auch ein strukturierter Deeskalationsstandard in der pHKP, der einen zentralen Beitrag zur Prävention sexualisierter Gewalt leistet. Er ermöglicht Pflegepersonen, grenzverletzendes Verhalten frühzeitig wahrzunehmen, einzuordnen und klar zu begrenzen, bevor sich Situationen weiter zuspitzen. Grundlage sind die systematische Einschätzung von Risikofaktoren und Eskalationsstufen sowie präventive Maßnahmen auf technischer, organisatorischer und personeller Ebene. Zentrale Elemente sind eine wertschätzende, zugleich eindeutig grenzsetzende Kommunikation, das bewusste Wahrnehmen eigener körperlicher und emotionaler Grenzen sowie das rechtzeitige Hinzuziehen von Unterstützung. Ergänzend gehören Schulungen in körperlichen Befreiungs- und Grifftechniken durch qualifizierte Deeskalationstrainer zur professionellen Vorbereitung, wobei diese Techniken ausschließlich dem Selbstschutz dienen und keine Übergriffe darstellen. Deeskalation wird damit als pflegerische Kernkompetenz verstanden, die sowohl im präventiven Beziehungsaufbau als auch im Umgang mit akuten Grenzverletzungen angewendet wird und stets durch Dokumentation, Nachsorge und institutionelle Unterstützung flankiert ist.

Sollte trotzdem ein/e Mitarbeiter:in sich bedroht fühlen und den Wunsch äußern, den Betroffenen aufgrund eines bestimmten Verhaltens (Aggressivität, sexuelle Anspielungen, Aussagen zur Verliebtheit in die Pflegeperson, Wunsch nach Beziehung und weiteren Kontakten etc.) nicht mehr besuchen zu wollen, ist dem stattzugeben und sollte kein/e andere/r Mitarbeiter:in zur Verfügung stehen, auch der Pflegeauftrag gegenüber der Krankenkasse abzulehnen. So hat z. B. ein Betroffener gegenüber der Pflegeperson geäußert, dass er sich in sie verliebt hat, weswegen die Pflegeperson sich so unwohl fühlte, dass der Betroffene an einen anderen Pflegedienst abgegeben wurde.

- **Transparente Kommunikation:** Gespräche und pflegerische Maßnahmen mit den Betroffenen werden immer transparent angekündigt und erklärt, das heißt warum diese oder jene Thematik im Gespräch thematisiert wird, wie z. B. Sexualität und damit verbundene Problematiken (Tschinke, 2021b). Körperliche Kontakte (Umarmungen, Berührungen an Arm oder Bein, etc.) sollten unterbleiben oder erfolgen nur, wenn sie fachlich notwendig (Spenden von Trost oder bei besonderer Erschütterung u. ä.) und von den Betroffenen ausdrücklich gewünscht oder toleriert werden.

Die Kommunikation mit den/der Betroffenen sollte beim Abbruch der Versorgung auch durch die verantwortliche Leitung geführt werden und nicht durch den/die Mitarbeiter:in.

- **Dokumentation:** Jede Auffälligkeit, Grenzüberschreitung oder Verdachtsmoment wird zeitnah und sachlich dokumentiert und an die

zuständige Leitung gemeldet. Die Leitung sollte tendenziös den/die Mitarbeiter:innen ermuntern den Kontakt abzubrechen und weitere Kontakte erst einmal nach weiterer Klärung auszusetzen. Sollte es zu tätlichen Übergriffen gekommen sein, ist durch die Leitung die Polizei zu verständigen. Die Dokumentation sollte dann neutral gefasst werden, mit einer Beschreibung dessen, wo etwas passiert ist, was passiert ist, was gesagt wurde und ob die Situation beendet werden konnte oder nicht. Dies gilt für alle Bereiche des Pflegedienstes, auch für die Verwaltung, wenn dort z. B. sexuell diskriminierende Anrufe erfolgen, wie z. B. von einem privatversicherten Beamten im Ruhestand: „Bitte schicken sie eine anständig aussehende Krankenschwester und nicht so ein Walross, denn sie wissen ja schließlich, dass man auch etwas für das Auge braucht!"
- **Schutzkonzepte:** Es gibt verbindliche Schutzkonzepte, die u. a. beinhalten: das Vier-Augen-Prinzip bei bestimmten Maßnahmen, die Einhaltung von Distanzregeln und die Möglichkeit, Gespräche oder Kontakte abzubrechen, wenn sich jemand unwohl fühlt. Der/die Mitarbeiter:in sollte sich durch die verantwortliche Leitung in jeder Situation unterstützt fühlen, damit die Bindung zum Unternehmen erhalten bleibt und der/die Mitarbeiter:in sich wahrgenommen fühlt.

Bezüglich des Schutzkonzeptes sind ebenso gewisse Grundsätze in der pHKP und ambulanten somatischen Pflege einzuhalten, wie z. B. eine allgemeine Kleiderordnung. Diese präventiven Empfehlungen zur Kleidung dienen der professionellen Rahmung, nicht der Verantwortungszuschreibung für Grenzverletzungen (von denen sowohl Frauen als auch Männer betroffen sind) in Form der Opfer/Täter-Umkehr.

- **Sauberkeit und Hygiene:** Die Kleidung muss stets sauber, gepflegt und dem Arbeitsalltag angemessen sein. Modetrends sollten nicht während der Arbeitszeit ausgelebt werden, das heißt Jeans sollten nicht zerschnitten sein, bauchfreie oder Tops mit Spagettiträgern sollten nicht getragen werden.
- **Neutralität:** Auffällige, provozierende oder politische Symbole sind nicht erlaubt. Dazu gehören auch sehr auffällige Tattoos oder T-Shirts einiger Hardrock-Bands (z. B. Iron Maiden etc.), die nicht zwingend die Zustimmung aller Menschen treffen.

- **Erkennbarkeit:** Dienstkleidung oder einheitliche Oberteile (z. B. Poloshirts, Kasacks mit Logo) werden bevorzugt getragen, um als Mitarbeitende erkennbar zu sein. Dies gilt für die somatische Pflege, die direkte Pflegetätigkeiten ausführen und nicht für die pHKP, die Privatkleidung trägt.
- **Praktikabilität:** Die Kleidung sollte bequem und funktional sein, um Bewegungsfreiheit und Sicherheit zu gewährleisten. Enge und in der Bewegung einschränkte Kleidung sollte vermieden werden.
- **Schuhe:** Geschlossene, rutschfeste Schuhe sind Pflicht, das heißt keine hohen Absätze, offene Schuhe und Sandalen.

Für Frauen und Männer gilt gleichermaßen:
- Keine tiefen Ausschnitte, keine bauchfreien Oberteile, keine zu kurzen Hosen oder Röcke.
- Keine offenen, lose hängenden langen Haare bei pflegerischen Tätigkeiten (Haare zusammenbinden).
- Dezenter Schmuck, keine großen oder hängenden Ohrringe.
- Keine stark parfümierten Produkte.

Jahreszeitliche Anpassung: Im Sommer sind kurze, aber angemessene Hosen oder Röcke erlaubt, solange sie nicht zu kurz sind. Im Winter wird wetterangepasste Kleidung empfohlen. Es ist bei Hausbesuchen auf ein gepflegtes, freundliches Erscheinungsbild zu achten, das Vertrauen und Professionalität ausstrahlt.
- **Unterstützung und Intervention:** Bei Verdacht auf sexualisierte Gewalt werden sofort die Leitung und ggf. externe Fachstellen (z. B. Beratungsstellen, Polizei) einbezogen. Betroffene erhalten Unterstützung und werden über ihre Rechte informiert.
- **Angehörigenarbeit:** Auch Zu- und Angehörige werden über Schutzkonzepte und Präventionsmaßnahmen informiert, sofern eine Schweigepflichtsentbindung vorliegt.

Die Prävention dient dem Schutz der Würde, Integrität und Selbstbestimmung aller Beteiligten und ist Teil der professionellen Beziehungsgestaltung in der psychiatrischen häuslichen Krankenpflege.

Verantwortung des Arbeitgebers

Die Verantwortung der Unterstützung sowohl in der Prävention als auch im Umgang mit sexualisierten Grenzübertretungen ist eine explizite Aufgabe des Arbeitgebers, denn die Praxis zeigt, dass viele Mitarbeitende die Unterstützungsangebote gar nicht oder nur unzureichend kennen und sie eine wahrgenommene organisationale Gleichgültigkeit in ihrer emotionalen Belastung verstärkt, weswegen eine Fairness, Transparenz und Reaktion der Leitung zentral sind (Adler et al. 2021).

Deswegen müssen Schutzkonzepte bekannt sein und regelmäßig in den Teamgesprächen inhaltlich besprochen werden. Die bedeutet auch, dass Geschehnisse mit übergriffigen Betroffenen in den Teamgesprächen angesprochen werden, und dabei verschärft auf explizite Meldewege, die Nachsorge (Supervision, Entlastungsgespräch) und klare Aussagen, wie z. B.: „Der Abbruch eines Kontaktes ist fachlich legitim", um die Pflegepersonen in der pHKP zu stärken.

Folgen für die Mitarbeiter:innen bei Übergriffen

Die Folgen, die Übergriffe für die Mitarbeiter:innen in der pHKP haben, sind teilweise dramatisch (Adler et al. 2021; Barling et al. 2001), wie z. B. eine erhöhte Depressivität, psychosomatische Beschwerden, emotionale Erschöpfung, Angst vor Wiederholung sowie Rückzug und eine reduzierte Bindung an den Arbeitgeber. Denn nicht das Ereignis allein, sondern die Angst vor erneuter Grenzverletzung wirkt langfristig belastend (Barling et al., 2001).

Dabei ist auch sekundäre Traumatisierung bei Pflegepersonen Beachtung zu schenken, wenn es bei Kolleg:innen Übergriffe gegeben hat oder sie davon aus dem Team darüber hören. Da es sich bei der sekundären Traumatisierung um eine durch Schilderungen hervorgerufene Übertragung traumaassoziierter Symptome von primär traumatisierten Menschen auf andere Personen handelt (Rixe & Luderer 2017), kann dies auch Folgen für andere Mitarbeiter:innen im Team haben.

Betroffene Mitarbeiter:innen können auch eine antizipatorische Angst entwickelt, wenn sie sich nicht wahrgenommen fühlen und Übergriffe nicht wie oben beschrieben bearbeitet werden. Die antizipatorische Angst bezeichnet eine vorweggenommene, zukunftsgerichtete Angst, die sich nicht primär auf ein aktuelles Ereignis, sondern auf die Erwartung einer erneuten Belastung oder Grenzverletzung richtet. Dies kann zu vermehrten Vermeidungshandlungen führen (z. B. verkürzte Kontakte, Distanzierung).

In einem recovery-orientierten Pflegeverständnis sollten stets auch die Pflegepersonen als Subjekte mit Grenzen begriffen werden. Prävention sexualisierter Gewalt in der pHKP ist keine Frage individueller Umsicht, sondern Ausdruck professioneller Verantwortung, organisationaler Fürsorgepflicht und eines pflegeethischen Verständnisses von Sicherheit, Würde und Grenze – für Betroffene wie für Mitarbeitende.

Reflexionsfragen

Umgang mit der besonderen Vulnerabilität in der Häuslichkeit

Als Pflegeperson in der häuslichen Versorgung befinden Sie sich als Gast in den Räumlichkeiten der Betroffenen und sind dort weitgehend isoliert. Wie gehen Sie mit dieser besonderen Situation um? Welche Strategien nutzen Sie, um Ihre eigene Sicherheit zu gewährleisten? Kennen Sie die Notfallkontakte Ihrer Einrichtung und wissen Sie, wie Sie im Bedarfsfall schnell Hilfe erhalten können?

Grenzsetzung und professionelle Distanz

Haben Sie in Ihrer Praxis bereits Situationen erlebt, in denen Betroffene Ihre professionellen Grenzen überschritten haben (z. B. durch verbale sexualisierte Übergriffe, unangemessene Nähe oder Äußerungen von Verliebtheit)? Wie haben Sie reagiert? Fühlen Sie sich sicher darin, klar und eindeutig Grenzen zu setzen, auch wenn Sie befürchten, dass dies die therapeutische Beziehung beeinträchtigen könnte?

3.8 Sekundäre Traumatisierung in der Pflege

Hanna Batzoni & Christoph Müller

Pflegefachpersonen begegnen in ihrer Arbeit oft Menschen die Gewalt erlebt haben – partnerschaftliche Gewalt, sexualisierte Gewalt, gewaltvolle Erfahrungen und Misshandlungen in der Kindheit. Diese Begegnungen hinterlassen Spuren – nicht nur bei den Betroffenen selbst, sondern auch bei denjenigen die zuhören, unterstützen und begleiten. Das Phänomen der sekundären Traumatisierung beschreibt genau diese Betroffenheit; sie gehört mit zu den unterschätzten Belastungen im Pflegeberuf.

Beispielhafte Situationen aus dem pflegerischen Arbeitsalltag

Die folgenden Fallbeispiele erzählen Situationen aus unterschiedlichen pflegerischen Settings. Sie sind fiktiv, aber nah an der Arbeitsrealität; sie zeigen, wie sekundäre Traumatisierung entstehen kann – leise, oft unbemerkt.

Stationäre Langzeitpflege
Charlotte macht ihre Ausbildung zur Pflegefachfrau. In der stationären Langzeitpflege lernt sie Helga kennen – eine ältere Fau, die ihr schnell vertraut. In ruhigen Momenten erzählt Helga von ihrem Leben, von heiteren und schweren Zeiten. Irgendwann kommt sie auf die häusliche/partnerschaftliche Gewalt zu sprechen, die sie jahrelang erlebt hat. Charlotte hört zu. Sie merkt, dass ihr die Erzählungen näher gehen, als sie erwartet hatte. Bei ihrer Praxisanleiterin Tanja sucht sie das Gespräch.

Pädiatrie
Jonas ist fünf Jahre alt und liegt seit vier Tagen auf einer pädiatrischen Station. Bei der Körperpflege bemerkt Pflegefachmann Marius Hämatome in verschiedenen Stadien an seinem Rücken. Jonas sagt nichts. Er schaut ihn nur an. Marius sucht das Gespräch mit seiner Stationsleitung und der zuständigen Stationsärztin; er arbeitet den restlichen Tag wie im Autopiloten. Abends zuhause kann er nicht schlafen. Er sieht immer wieder seine Augen vor sich.

Psychiatrie
Leila arbeitet seit zwei Jahren auf einer psychiatrischen Akutstation. Sie begleitet seit einigen Wochen Frau K., die in dissoziativen Zuständen immer wieder über sexualisierte Gewalt berichtet, die sie als Jugendliche erlebt hat. Leila merkt, dass sie in den Übergabegesprächen zunehmend weniger sagt. Sie beginnt Bereiche zu tauschen, um Frau K. nicht betreuen zu müssen. Ihr ist selbst nicht klar, warum.

Ambulante Pflege
Herr Meier, 78 Jahre alt, wird seit einigen Monaten durch einen ambulanten Pflegedienst betreut. Die Pflegefachfrau Sara kommt jeden Morgen zu ihm nach Hause. Er ist meist still, fast verschlossen. Eines Morgens, während Sara ihm bei der Körperpflege hilft, beginnt er zu erzählen – von seiner Kindheit, von einem Onkel, von Dingen, über die er noch nie gesprochen hat. Sara hört zu. Eigentlich auf dem Weg zu ihrem nächsten Klienten sitzt sie im Auto und merkt, dass sie nicht weiterfahren kann.

Alle vier Situationen weisen ein gemeinsames Merkmal auf: Die Pflegenden waren auf die jeweiligen Ereignisse nicht vorbereitet. Dies stellt aber kein persönliches Versagen dar; vielmehr handelt es sich um typische Reaktionen von Menschen, die andere Personen in Phasen ausgeprägter Verletzlichkeit begleiten.

Was ist sekundäre Traumatisierung?

Der Begriff sekundäre Traumatisierung, der häufig in Zusammenhang mit sekundärem traumatischem Stress (STS) verwendet wird, beschreibt psychische Reaktionen, die bei Personen entstehen können, die mit traumatisierten Menschen arbeiten oder engen Kontakt zu ihnen haben, ohne selbst direkt einem traumatischen Ereignis ausgesetzt gewesen zu sein.

Charles Figley, einer der frühen Forschenden auf diesem Gebiet, definiert sekundären traumatischen Stress „die natürlichen konsequenten Verhaltensweisen und Emotionen, die durch das Wissen entstehen, dass ein signifikanter anderer (Mensch) ein traumatisierendes Ereignis erlebt hat. Diese Art von

Stress entwickelt sich, wenn man einem Traumatisierten oder Leidenden hilft oder helfen will“ (Figley, 2002: 47).

Figley weist darauf hin, dass sekundärer traumatischer Stress symptomatische Überschneidungen mit der Posttraumatischen Belastungsstörung (PTBS) aufweisen kann. Typische Erscheinungsformen einer sekundären traumatischen Belastungsreaktion umfassen:

- Intrusionen wie wiederkehrende belastende Gedanken, Bilder oder Träume, die sich auf das Trauma der betreuten Person beziehen,
- Vermeidungsverhalten, etwa das Meiden bestimmter Situationen oder Gespräche – vergleichbar mit dem Verhalten von Leila, die beginnt, Dienste zu tauschen,
- negative Veränderungen in Kognitionen und Stimmung, z. B. anhaltende Schuld-gefühle oder Scham,
- Hyperarousal[5], erkennbar an erhöhter Wachsamkeit, Schlafstörungen, Reizbarkeit oder körperlichen Reaktionen wie Herzklopfen oder Schwitzen.

Diese Reaktionen sind kein Hinweis auf persönliche Schwäche. Vielmehr zeigen sie, dass auch Fachpersonen emotional und körperlich beansprucht werden können. Staudacher betont in diesem Zusammenhang, dass auch Professionelle verletzlich sind (Staudacher, 2026, S. 21). In helfenden Berufen lässt sich die emotionale Distanz zum Leid anderer nicht beliebig vergrößern – und die eigene Betroffenheit ist ein nachvollziehbarer Bestandteil der Arbeit mit Menschen in belastenden Lebenslagen.

Die Dynamik der Pflegebeziehung

Was Charlotte in der Langzeitpflege erlebt, überrascht nicht. Die Tatsache, dass zu Pflegende und Pflegende sich wechselseitig über einen langen Zeitraum erleben, führt dazu, dass Beziehungen intensiv werden können. Das Miteinander

5 Hyperarousal, also ein Zustand dauerhafter körperlicher und psychischer Überaktivierung, der sich etwa in Schlaflosigkeit, erhöhter Schreckhaftigkeit, Reizbarkeit und dem Gefühl ständiger Alarmbereitschaft ausdrücken kann.

dreht sich weniger um die Erledigung pflegerischer Tätigkeiten. Vielmehr lernen sich Menschen näher kennen – und es entsteht eine andere Ebene des Vertrauens (siehe hierzu auch Kap. 2.2.1).

Das Phasenmodell der Pflegebeziehung nach Hildegard Peplau kann helfen, diese Dynamik zu verstehen und zu reflektieren. In der Orientierungsphase lernen sich Pflegende und zu Pflegende kennen, finden Sympathie, erzählen von sich. In der Identifikationsphase wächst das gegenseitige Vertrauen – Helga beginnt, von ihrer häuslichen Gewalt zu erzählen; Herr Meier öffnet sich zum ersten Mal über seine Kindheit. In der Nutzungsphase vertieft sich die Beziehung, die begleitete Person nutzt sie bewusst zur Verarbeitung. In der Ablösungsphase zeigt sich, ob das Gehörte und Ausgehaltene auch zu einer Umorientierung oder Entlastung geführt hat.

Diese Phasen sind nicht linear. Sie wiederholen sich, überlappen sich, kehren zurück. Für Pflegende können sie als Orientierungsrahmen dienen: Wo stehe ich gerade in dieser Beziehung? Wie nah bin ich? Und wie geht es mir dabei?

Dem Leiden zu begegnen, bedeutet, die Person zu sehen – den Menschen hinter dem Leiden. Staudacher schreibt, dass Leiden sich nur in der Beziehung erschließt, und dass es bedeutet, sich mit der eigenen Sensibilität auf das Erleben des anderen einzulassen (vgl. Staudacher, 2026, S. 101). Diese Sensibilität ist Stärke – und gleichzeitig Risiko.

Was tun?

Sekundäre Traumatisierung ist kein unvermeidliches Schicksal. Sie kann erkannt, eingedämmt und bewältigt werden. Die folgenden Empfehlungen richten sich an Pflegende, die belastende Erfahrungen gemacht haben – und an jene, die ihnen nahe sind.

Wahrnehmen und benennen

Der erste Schritt ist das Erkennen. Symptome wie Schlafstörungen, Reizbarkeit, das Vermeiden bestimmter Situationen oder anhaltende Gedanken an eine bestimmte Begegnung können Hinweise sein. Wer sich selbst dabei beobachtet, hat bereits einen wichtigen Schritt getan – so wie Tanja es Charlotte ermöglicht, indem sie ihr erklärt, worauf sie achten soll.

Sprechen – mit wem auch immer möglich
Das Gespräch mit Praxisanleiter:innen, Kolleg:innen, Vorgesetzten oder einer Vertrauensperson ist oft der wirksamste erste Schritt. Das Ausgesprochen-Haben allein kann entlasten. Wichtig dabei: kein Druck, keine Verurteilung, keine schnellen Ratschläge.

Professionelle Unterstützung in Anspruch nehmen
Wenn Symptome anhalten oder sich verstärken, ist professionelle Unterstützung angezeigt. Das kann Supervision, psychologische Beratung oder im ernsteren Fall psychotherapeutische Begleitung sein. Das Aufsuchen solcher Unterstützung ist kein Zeichen von Schwäche – es ist professionelle Selbstverantwortung.

Selbstfürsorge als berufliche Haltung
Regelmäßige Reflexion, bewusste Erholung, das Einhalten von Grenzen zwischen Beruf und Privatleben – all das sind keine Luxusgüter, sondern Voraussetzungen für nachhaltige Pflegearbeit. Pflegende, die sich selbst vernachlässigen, können andere langfristig nicht gut begleiten.

Institutionelle Strukturen einfordern
Pflegende haben nicht nur ein Recht auf Schutz, sie haben auch eine Verantwortung, auf fehlende Strukturen hinzuweisen. Fallbesprechungen, Supervisionsangebote, Debriefings nach belastenden Situationen – das sind institutionelle Aufgaben, die Pflegende einfordern dürfen und sollen.

Kurz zusammengefasst

- Sekundäre Traumatisierung kann durch das Zuhören und Miterleben von Traumaerzählungen entstehen.
- Die Symptome können jenen einer PTBS ähneln: Intrusionen, Vermeidung, Hyperarousal und Stimmungsveränderungen

- Frühes Erkennen, Sprechen und professionelle Unterstützung sind wichtige Schutzfaktoren.
- Selbstfürsorge ist keine Privatsache – sie ist Teil professionellen Pflegehandelns.

Das Thema der sekundären Traumatisierung führt direkt zu weiteren Fragen: Wie können Pflegende sich gegenseitig unterstützen? Welche Rolle spielen Kolleg:innen? Das nächste Kapitel widmet sich dem Peer-Support (kollegiale Unterstützung).

Reflexionsfragen

- Was bedeutet sekundäre Traumatisierung im pflegerischen Versorgungskontext?
- Welche Strategien nutzen Sie, um nach belastenden Erlebnissen im Berufsalltag wieder zu sich zu finden – und wie bewusst setzen Sie diese ein?
- Was bräuchten Sie in Ihrem Arbeitsumfeld, um offener über sekundäre Belastungen sprechen zu können – und was steht dem im Moment noch im Weg?

3.9 Kollegiale Unterstützung (Peer-Support) nach Ereignissen sexualisierter Gewalt

Andrea Forstner, Jenny Kubitze & Andreas Schießl

Sexualisierte Gewalt am Arbeitsplatz ist eine belastende Erfahrung, die weit über die alltäglichen beruflichen Anforderungen hinausgeht. Sie kann bei betroffenen Mitarbeitenden Stressreaktionen auslösen, das Vertrauen erschüttern und Fragen nach Sicherheit und dem eigenen Handeln aufwerfen. Betroffenen muss daher die Möglichkeit gegeben werden, das Erlebte in einem sicheren Rahmen zu reflektieren und Strategien zur Bewältigung zu entwickeln. Ein bewährter Ansatz, um Mitarbeitende bei der Verarbeitung zu unterstützen, ist die kollegiale Unterstützung (sog. Peer-Support).

Fallbeispiel – Teil 1
Amira arbeitet seit wenigen Wochen in einem Wohnbereich, der auf die Betreuung an Demenz erkrankter Menschen spezialisiert ist. Bei der Körperpflege eines älteren Mannes erlebt sie plötzlich einen sexualisierten Übergriff. Amira spürt sofort Ekel und Bedrückung, aber auch Scham und Angst, ihre Probezeit zu gefährden. Sie glaubt, dass solche Situationen zu dem Krankheitsbild dazugehören und sie den Vorfall besser hätte kontrollieren müssen. Daher meldet sie den Vorfall niemanden und versucht, selbst damit zurechtzukommen. In den nächsten Tagen fällt dem Team auf, dass Amira sich immer mehr zurückzieht, erschöpft ist und traurig wirkt.

Ereignisse, bei denen das eigene Wohlbefinden oder das von anderen ernsthaft gefährdet ist, die meist unerwartet auftreten und ein planvolles Handeln erschweren, werden als schwerwiegende Ereignisse bezeichnet (Fischer & Riedesser, 2020). Zu den häufigsten schwerwiegenden Ereignissen zählen dramatische Todesfälle, Suizide, Reanimationen, (Beinahe-)Schädigungen von zu behandelnden Personen sowie Bedrohung und Gewalt. Pflegende in Deutschland und Österreich berichten am häufigsten von Gewalt und Aggression als Ursache für solche Ereignisse, darunter auch sexualisierte Gewalt (Potura et al., 2024; Strametz et al., 2021).

Solche Ereignisse stellen akute Stresssituationen dar, die vielfältige körperliche, psychosoziale und verhaltensbezogene Reaktionen auslösen können (z. B.

Rückzug, Erschöpfung) (siehe Tab. 3). Diese Reaktionen sind angemessene Antworten auf ein unnormales Ereignis und klingen in der Regel innerhalb von vier Wochen wieder ab (Strametz et al., 2021). Eine frühzeitige Unterstützung kann jedoch wesentlich dazu beitragen, die Verarbeitung zu erleichtern und Folgebelastungen zu vermeiden (Burlison et al., 2021; Gräske et al., 2025; Ong et al., 2025; Scott et al., 2021). Aus Scham und Unsicherheit wird diese Unterstützung jedoch häufig nicht in Anspruch genommen, wodurch sich die Stressreaktionen verfestigen oder verstärken können (Krüsmann et al., 2006; Kubitza et al., 2025).

Domäne	Stressreaktionen
Körperlich	Brustschmerzen, Ein- und Durchschlafprobleme, Erschöpfung, Frieren, Hypertonie, Konzentrationsprobleme, Muskel- und Nervenzucken, Schüttelfrost, Schwitzen, Tachykardie, Übelkeit
Psychosozial	Angst, emotionale Taubheit, Furcht, Gereiztheit, Hilflosigkeit, Orientierungsverlust, Probleme bei Entscheidungen, Verlust von Selbstvertrauen und Selbstwirksamkeit
Verhaltensbezogen	Krankmeldung, Kündigungsabsichten, Rückzug, still sein/viel reden

Tabelle 3: Stressreaktionen nach schwerwiegenden Ereignissen (Quelle: Eigene Darstellung 2025 nach Busch et al., 2020; Strametz et al., 2021)

Fallbeispiel – Teil 2

Eine Kollegin, die als Peer ausgebildet ist, bemerkt Amiras Veränderungen und sucht behutsam das Gespräch. Nach kurzem Zögern erzählt Amira von dem Vorfall und den belastenden Folgen. Sie schläft kaum noch, ist ständig angespannt und verliert zunehmend die Freude an ihrer Arbeit. Die Peer-Kollegin hört zu, bestätigt ihre Gefühle und erklärt, dass solche Reaktionen nach einem Übergriff normale Stressreaktionen sind. Gemeinsam überlegen sie, welche Schritte Amira entlasten können. Im weiteren Verlauf unterstützt die Peer-Kollegin Amira dabei, eine Unfallmeldung zu erstellen und begleitet sie zum Durchgangsarzt (D-Arzt).

Kollegiale Unterstützung, häufig als Peer-Support bezeichnet, ist ein niedrigschwelliges Angebot zur psychosozialen Entlastung nach schwerwiegenden Ereignissen. Dabei stehen speziell geschulte Mitarbeitende (sog. Peers) Kolleg:innen als erste Ansprechperson zur Verfügung. Sie gehören selbst zum Team und können Betroffene nach einem belastenden Vorfall niederschwellig und gezielt ansprechen, insbesondere wenn Verhaltensänderungen auffallen oder bekannt ist, dass ein schwerwiegendes Ereignis erlebt wurde. In einem vertraulichen Gespräch erhalten Betroffene die Möglichkeit, das Erlebte zu reflektieren, ihre Reaktionen zu würdigen und einzuordnen, sich angenommen und mit dem Peer verbunden zu fühlen und erste Bewältigungsstrategien zu entwickeln. Bei Bedarf vermitteln Peers an weiterführende Unterstützungsangebote wie Seelsorge, Arbeitsmedizin, Psychotherapie oder die zuständige Berufsgenossenschaft. Letztere ist insbesondere dann relevant, wenn schwerwiegende Ereignisse (z. B. sexualisierte Übergriffe) während der Arbeit auftreten und somit als Arbeitsunfälle gelten (Koll-Krüsmann et al., 2025).

Ziel kollegialer Gespräche ist es, Belastungsreaktionen frühzeitig zu erkennen, Betroffene emotional zu stabilisieren und sie bei der Wiederherstellung ihrer Handlungsfähigkeit zu unterstützen. Kollegiale Gespräche können als Einzel- oder Gruppengespräche durchgeführt werden, unmittelbar nach einem Ereignis oder auch im späteren Verlauf (Busch et al., 2021; Scott et al., 2021).

International werden ähnliche Programme unter Begriffen wie „Debriefing", „Peer-Support" oder „Group-Support" beschrieben. Während Debriefings Arbeitsprozesse reflektieren, fokussieren sich Peer- und Group-Support auf das Erkennen und Entlasten psychischer Belastungen nach schwerwiegenden Ereignissen. Studien zeigen, dass solche Gespräche bei Betroffenen kurzfristig zu weniger emotionaler Erschöpfung und geringerer Isolation führen können, langfristig sinken ihre Kündigungsabsichten und ihre Resilienz nimmt zu. Entscheidend für die Wirksamkeit kollegialer Gespräche ist, dass die Gespräche von speziell geschulten Peers durchgeführt werden (Busch et al., 2021; Scott et al., 2021).

In Deutschland verfügen immer mehr Kliniken, jedoch bislang nur wenige Einrichtungen der stationären Langzeitpflege, über ein fest etabliertes Peer-Support-System. Einrichtungsunabhängig bietet z. B. die PSU-HELPLINE Betroffenen anonyme Unterstützung an (siehe hierzu auch Kap. 6).

Damit kollegiale Unterstützung wirksam werden kann, braucht es vor allem eine Organisationskultur, die Offenheit, Vertrauen und gegenseitige Fürsorge fördert. Mitarbeitende müssen wissen, dass es erlaubt ist, unter schwerwiegenden Ereignissen zu leiden und Hilfe in Anspruch zu nehmen, ohne Angst vor Stigmatisierung oder Bewertung. Nur wenn Peer-Support-Programme bekannt, akzeptiert und strukturell verankert sind, können sie ihre entlastende und präventive Wirkung erreichen (Koll-Krüsmann et al., 2025).

Fallbeispiel – Teil 3
Einige Wochen später sucht die Peer-Kollegin erneut das Gespräch mit Amira, um nachzufragen, wie es ihr inzwischen geht. Amira berichtet, dass es ihr deutlich besser geht; sie kann wieder schlafen, fühlt sich im Arbeitsalltag sicherer und hat die Freude an ihrer Tätigkeit zurückgewonnen. Besonders hilfreich sei für sie gewesen, offen über das Erlebte sprechen zu können und zu wissen, dass sie Unterstützung erhält. Zudem darf sie nun an einer Schulung teilnehmen, in der der Umgang mit demenziell erkrankten Personen und das Thema Grenzverletzungen vertieft werden.

Fazit

Sexualisierte Gewalterfahrungen sind schwerwiegende Ereignisse, die bei den Betroffenen starke körperliche, psychosoziale und verhaltensbedingte Stressreaktionen auslösen können. Solche Reaktionen sind normal und führen nicht selten dazu, dass die Betroffenen Unterstützung von außen benötigen. Kollegiale Gespräche, sog. Peer-Gespräche, bieten hier einen geschützten Rahmen, um über das Erlebte zu sprechen, Reaktionen zu verstehen und Wege der Bewältigung zu finden. Damit dies wirksam umgesetzt werden kann, benötigt es qualifizierte Peers sowie eine Organisationskultur von Offenheit und Vertrauen, in der Mitarbeitende keine Befürchtung haben müssen, für das Erlebte und die Reaktionen beurteilt zu werden.

Als wichtige Anlaufstelle für Pflegende und andere im Gesundheitswesen Tätige in Deutschland bietet z. B. PSU-Akut e. V. neben Aufklärung und Ausbildungen in der kollegialen Unterstützung (Peer-Ausbildung) ein telefonisches Unterstützungsangebot, die PSU-HELPLINE. Die PSU HELPLINE adressiert alle Berufsgruppen, die in der Pflege und im Gesundheitswesen tätig sind.

Reflexionsfragen

- Wie erkennst du bei dir selbst, dass du gestresst oder überfordert bist, körperlich, psychosozial oder im Verhalten?
- Was hilft dir, nach stressigen Situationen wieder zur Ruhe zu kommen?
- Wann und mit wem sprichst du über solche Erfahrungen und was hält dich vielleicht davon ab?
- Wie reagierst du, wenn du bei Teammitgliedern Anzeichen von Belastung bemerkst?
- Welche Schritte können du und dein Team gehen, um eine Atmosphäre zu schaffen, in der offen über schwerwiegende Ereignisse gesprochen werden kann und Belastungen gezeigt werden dürfen?

4 Sexualisierte Gewalt in der Pflege – eine juristische Betrachtung

Thomas Klie

Einleitung

Das Phänomen sexualisierter Gewalt in der Pflege ist ein vielschichtiges. Es kennt Pflegende als zugleich. Das Gleiche gilt für auf Pflege angewiesene Menschen, die Opfer von sexueller Ausbeutung sein aber ebenso selbst Täter:innen sexueller Übergriffe werden können. Auch finden sich Phänomene sexualisierter Gewalt von auf Pflege angewiesenen Menschen, Patient:innen und Pflegebedürftigen auf der einen Seite und Mitarbeitenden in der Pflege auf der anderen Seite. Als Hintergründe lassen sich u. a. Asymmetrien und Ambivalenzen sowie Machtverhältnisse aber auch aus Überforderungssituationen resultierende Coolout-Symptome[6] ausmachen (vgl. Kersting und Meisterernst 2020; Kersting 2016), die für Pflegekontexte typisch sind, sie in gewisser Weise kennzeichnen und in besonderer Weise Professionalität erfordern (vgl. hierzu die Beiträge in diesem Band).

Sexualisierte Gewalt in der Pflege ist ein bislang unzureichend erforschtes, zugleich hochrelevantes Phänomen, das unter rechtlichen Blickwinkeln an der Schnittstelle von Strafrecht, Arbeitsrecht, Sozialrecht und Menschenrechten zu verorten ist. Pflege findet regelmäßig in Situationen körperlicher Nähe, Intimität und Abhängigkeit statt. Diese strukturellen Bedingungen begünstigen Grenzverletzungen und Machtmissbrauch und erschweren zugleich deren rechtliche Aufarbeitung (vgl. Tschan 2012).

Während der öffentliche und juristische Diskurs lange Zeit primär auf sexualisierte Gewalt in familiären oder pädagogischen Kontexten fokussiert war, rückt der Pflegebereich erst seit wenigen Jahren verstärkt in den Blick rechtspolitischer Debatten. Dabei zeigt sich, wie erwähnt, dass sowohl Pflegebedürftige als auch Pflege(fach)personen Opfer sexualisierter Gewalt werden können. Zugleich können beide Gruppen – abhängig von Situation und Machtverhältnis – auch als Täter:innen in Erscheinung treten.

6 Vgl. https://www.pflegehelden.de/leben-im-alter/was-ist-cool-out-in-der-pflege/ (Abruf vom 05.02.2026).

Ziel dieses Beitrags ist es, sexualisierte Gewalt in der Pflege – vor dem Hintergrund langjähriger Forschungen zu Gewalt in der Pflege – aus einer juristischen Perspektive zu betrachten. Dabei soll die Opfer- und Täterperspektive systematisch einbezogen werden. Neben der strafrechtlichen Einordnung werden arbeits-, sozial-, zivil- und berufsrechtliche Aspekte sowie präventive und rechtspolitische Fragestellungen aufgegriffen.

4.1 Begriffliche und rechtliche Grundlagen

Sexualisierte Gewalt als juristisches Problem

Der Begriff der sexualisierten Gewalt ist kein kodifizierter Rechtsbegriff, sondern ein interdisziplinäres Konzept, das die Instrumentalisierung von Sexualität zur Machtausübung beschreibt (vgl. Kuhn et al. 2024). Im juristischen Kontext dient er als Sammelbegriff für unterschiedliche Straftatbestände, insbesondere des Sexualstrafrechts.

Charakteristisch für sexualisierte Gewalt ist, dass sie nicht zwingend mit körperlicher Gewalt einhergehen muss. Sexualisierte Gewalt kennt viele Formen und Gesichter. Entscheidend ist zum einen das Fehlen einer wirksamen Einwilligung in sexuelle Handlungen oder deren strukturelle Unmöglichkeit aufgrund eines Abhängigkeitsverhältnisses (vgl. Hoven, 2020) und zum anderen sexistische Ausdrucks- und Interaktionsformen, die sich nicht als einwilligungsrelevante Formen sexualisierter Gewalt darstellen.

Besonderheiten des Pflegekontextes

Pflege ist zum einen durch körpernahe Tätigkeiten wie Unterstützung bei der Hygiene, Mobilisierung oder Intimpflege gekennzeichnet. Der Körperkontakt, die Leiblichkeit des Pflegegeschehens (vgl. Ritzi, 2023) ist Charakteristikum der pflegerischen Interaktion – und damit latent mit sexualisierten Interaktionsmustern verbunden. Zum anderen ist Pflege ein vertrauensgeprägtes Interaktionsgeschehen, dass Übergriffe sexueller Konnotation erleichtert. Das sexuelle Selbstbestimmungsrecht tangierende Handlungen sind rechtlich nur dann zulässig, wenn sie medizinisch oder pflegerisch indiziert sind und mit dem (mutmaßlichen) Willen der pflegebedürftigen Person erfolgen. Die Grenze zwischen zulässiger Pflegehandlung mit sexuellem Gehalt und strafbarer sexueller Handlung ist dabei im Einzelfall schwer zu bestimmen (vgl. Tschan, 2012; siehe auch Kap. 2 und 3) Die sexuelle Selbstbestimmung und Autonomie der Person tangierende Kommunikationsformen mit sexuellem Gehalt müssen stets die Selbstachtung, den Subjektstatus und die Achtung der Würde des Gegenübers reflektieren und nicht „demütigen" (vgl. Schuchter, 2016). Margalit spricht in seinem Buch „Politik der Würde" (vgl. Margalit, 2012) von einer anständigen Gesellschaft, die dadurch Würdeverletzung vermeidet, dass sie Menschen (in Abhängigkeiten) durch ihre Institutionen (wie Kliniken, Heime, Dienste, Familien) nicht demütigt.

Asymmetrische Machtverhältnisse begünstigen demütigende Umgangsformen, die die Selbstwirksamkeit, Selbstachtung und Selbstständigkeit in Frage stellen. Pflegebedürftige sind auf Unterstützung angewiesen, Pflege(fach)personen verfügen über Fachwissen, institutionelle Rückendeckung und faktische Kontrolle über Alltagssituationen. Die Machtpositionen tangieren den Autonomiestatus der Pflegebedürftigen oder Patient:innen – und sind für die juristische Bewertung von Handlung und Kommunikationsformen als sexueller Gewalt zentral.

Strafrechtliche Einordnung sexualisierter Gewalt in der Pflege

Das Sexualstrafrecht ist in den letzten Jahrzehnten weiterentwickelt worden – mit zunehmender Sensibilität für Formen sexueller Übergriffe und Aufdeckung sexistischer Strukturen in der Gesellschaft. Mit der Reform des Sexualstrafrechts wurde § 177 StGB grundlegend neu gefasst. Seitdem ist jede sexuelle Handlung strafbar, die gegen den erkennbaren Willen einer Person vorgenommen wird („Nein heißt Nein") (Deutscher Bundestag, 2016, S. 21). Dies gilt selbstverständlich und in besondere Weise für Pflegekontexte. Jede medizinische und pflegerische Handlung – unabhängig von einer sexuellen Komponente – bedarf für ihre fachliche und rechtliche Legitimation der Einwilligung, des Einverständnisses der jeweiligen Person (vgl. Klie, 2021b, S. 54f.). Sie erfüllt ansonsten den Straftatbestand der Körperverletzung gem. § 223 StGB oder der

Nötigung gem. § 240 StGB. Sexuelle Handlungen sind aus rein strafrechtlicher Perspektive an besonders strenge Voraussetzungen der Einwilligung gebunden – gerade in Abhängigkeitsverhältnissen, in denen Widerstandshandlungen aufgrund körperlichen, psychischen, aber auch mentalen Einschränkungen häufig nicht möglich sind. Sexualisierte und sexistische Kommunikationsformen, die mit körperlichen Berührungen einhergehen erfüllen ggf. die Tatbestandsvoraussetzungen der sexuellen Belästigung gem. § 184i StGB.

Pflegebedürftige Personen und Patient:innen sind in ihrer existenziellen oder situativen Abhängigkeit in besondere Weise auf wirksamen Schutz ihrer Autonomie, Würde und Selbstbestimmung angewiesen. Die standesrechtlichen Berufspflichten reflektieren diesen Schutzbedarf. Strafrechtlich wird dieser Schutzbedarf durch § 174 StGB – Missbrauch von Schutzbefohlenen – besonders sanktioniert. Pflegebedürftige und Patient:innen gelten als Schutzbefohlene, wenn sie einer Person zur Betreuung oder Pflege anvertraut sind oder sich ihr anvertrauen. Der Tatbestand setzt kein Gewaltmoment voraus und trägt dem besonderen Vertrauens- und Abhängigkeitsverhältnis Rechnung (vgl. Fischer 2024: § 174 Rn. 5).

§ 174 StGB reflektiert Abhängigkeitsverhältnisse, die die Gefahr und Gelegenheit zur sexuellen Gewalt in sich bergen und dient ausdrücklich dem präventiven Schutz besonders vulnerabler Personen und entfaltet eine klare berufsbezogene Schutzfunktion.

Pflegerische Handlungen finden meist in der Öffentlichkeit und anderen Personen verborgenden Situationen statt und werden zum Schutz der Intimität pflegerischen Handlungen vor dem Blick Dritter geschützt. Damit werden zugleich Dunkelfelder von pflegefrischen Handlungen und Interaktionen eröffnet, die sich in ihren latenten Gewaltinhalten schwer objektivieren lassen Sexualisierte Gewalt in der Pflege ist daher durch ein hohes Dunkelfeld gekennzeichnet. Viele Taten werden nicht thematisiert oder gar angezeigt. Betroffene befürchten Sanktionen, Vernachlässigung, weitere Gewalthandlungen oder haben Angst vor weiteren Konsequenzen und sind oftmals nicht in der Lage, das Geschehen sprachlich oder kognitiv zu erfassen (vgl. Aronson & Mahler, 2016). Auch wird ihren Schilderungen ggf. kein Glauben geschenkt. Kommt es zu Strafverfahren scheitern diese häufig an Beweisproblemen, insbesondere wenn Aussage gegen Aussage steht. Die Gefahr sekundärer Viktimisierung im

Strafprozess ist hoch und stellt eine erhebliche Hürde für Betroffene dar, ihre Integritätsansprüche rechtlich geltend zu machen (vgl. Tschan, 2012).

4.2 Opferperspektive im Pflegekontext

Wie eingangs erwähnt, können sowohl Pflegebedürftige und Patient:innen als auch Pflegende Opfer von Formen sexualisierter Gewalt werden.

Pflegebedürftige als Opfer

Pflegebedürftige Menschen aber auch Patient:innen in klinischer Versorgung sind aufgrund körperlicher Vulnerabilität, kognitiver Einschränkungen oder sozialer Isolation besonders gefährdet, Opfer sexualisierter Gewalt zu werden. Ihre Schutzbedürftigkeit ist rechtlich anerkannt und findet Ausdruck in spezialgesetzlichen Normen des Straf- und Sozialrechts.[7]

Die Erscheinungsformen sexualisierter Gewalt in der Pflege sind vielfältig. Sie reichen von sexistischen Äußerungen bei Pflegehandlungen, über demütigende Herabwertung bis hin zu körperlichen Übergriffen in der Intimpflege und explizit sexuellen Handlungen und Vergewaltigungen. Auch gruppenbezogene Formen der sexualisierten Gewalt sind bekannt (vgl. Klie 2021b, S. 61). In der häuslichen Pflege sind Formen sexualisierter Gewalt gegenüber auf Pflege angewiesene Menschen ebenfalls Teil einer häufig übersehenen Wirklichkeit, die bis zur regelmäßigen Vergewaltigung durch Angehörige reichen. Sexualisierte Formen der Gewalt werden nur selten explizit thematisiert und gehören auch daher notwendigerweise in die Gewaltschutzkonzepte von Einrichtungen und Diensten. Je nach kulturellem und religiösem Hintergrund gibt es unterschiedliche Wahrnehmungsschwellen von dem, was als sexualisierter Gewalt wahrgenommen und bewertet wird. So kann etwa bei muslimischen Patient:innen respektive Pflegebedürftigen die Übernahme von Intimpflege durch gegengeschlechtliche Pflege(fach)personen als Gewalt empfunden werden. Das Thema sexualisierte

---

7 Vgl. https://kda.de/timeline/memorandum-fuer-eine-kultursensible-altenhilfe/ (Abruf vom 05.02.2026).

Gewalt ist in Konzepten kultursensibler Pflege aufzunehmen (vgl. Ahrens im Erscheinen). In besonderer Weise sind Menschen mit Demenz durch Formen sexualisierter Gewalt gefährdet. Bei Ihnen besteht zum einen die Gefahr der Manipulierbarkeit und zum anderen die geringere Wahrscheinlichkeit der Aufdeckung und Meldung von Formen sexualisierter Gewalt angesichts der häufig begrenzten Erinnerungsfähigkeit und „Glaubwürdigkeit" von Aussagen. In der Interaktion mit Menschen mit Demenzkönnen aus Reaktionsmustern, Verhaltensweisen und Angstreaktionen Schlüsse auf Gewalterfahrungen gezogen werden. Gewalthandlungen in sexualisierten Formen können bei ihnen in besonderer Weise Retraumatisierungen auslösen, wenn biografisch Erfahrungen mit sexueller Gewalt vorliegen. Sollten diese bekannt sein, verlangt dies von den Pflege(fach)personen eine besondere Sensibilität für die Gestaltung von Pflegehandlungen. Für Menschen mit Demenz stellt sich in besonderer Weise die Frage der Einwilligungsfähigkeit in pflegerische und medizinische Handlungen und Maßnahmen, die auch bei ihnen als Voraussetzung für die Rechtmäßigkeit und fachliche Angemessenheit zu beachten ist (vgl. Klie, 2026 i. E.). Insofern ist gerade gegenüber Menschen mit Demenz eine besondere – auch rechtliche – „Achtsamkeit" gefragt und in Schulungen zu vermitteln.

Bei Demenz oder schweren neurologischen Erkrankungen ist regelmäßig von einer eingeschränkten oder fehlenden Einwilligungsfähigkeit auszugehen (vgl. Deutsche Gesellschaft für Gerontologie et al., 2020). Verhaltens- und Willensäußerungen, die auf Zustimmung oder Ablehnung hinweisen, gilt es sensibel und mit fachlicher Hermeneutik zu interpretieren. Jede sexuell getönte pflegerische Handlung ist potenziell strafbar (vgl. Hoven, 2020; Klie, 2025).

Pflegefachpersonen als Opfer

Pflege(fach)personen erleben sexualisierte Gewalt häufig in Form verbaler Belästigung, unerwünschter Berührungen oder exhibitionistischer Handlungen durch Patient:innen. Solche Übergriffe werden oft bagatellisiert oder als „Teil des Berufs" angesehen, was in einer generalisierenden Weise rechtlich nicht haltbar ist (vgl. Schaub et al., 2025).

Auch Patient:innen sowie Pflegebedürftige können sich gemäß § 177 StGB strafbar machen. Dies gilt allerdings nicht für Menschen, die sich im Stadium der

Schuldunfähigkeit gemäß § 21 StGB befinden. Hier können sexuelle Handlungen zwar den objektiven Tatbestand gemäß §§ 177, 184i StGB erfüllen. Es fehlt allerdings an der Zurechenbarkeit und Verantwortlichkeit im Sinne der Schuldhaftigkeit. Die Formen sexualisierter Gewalt gegenüber Pflege(fach)personenn sind vielfältig. Sie reichen sexistischen Äußerungen über sexuell motivierte Berührungen bis hin zu expliziten Aufforderungen der Durchführung sexueller Handlungen oder das Erdulden derselben. Formen sexualisierter Gewalt gegenüber Pflege(fach)personenn können auch aus dem Kolleg*innenkreis oder von Vorgesetzten kommen. Verbunden mit in den letzten Jahren deutlich stärker hervortretenden rassistischen Kommunikationsinhalten in Pflegeteams[8] die sich gerade gegen weibliche Pflege(fach)personen/Kolleg:innen mit Migrationshintergrund richten, gewinnen sie an Problematik und Schärfe. Rassistische Formen sexualisierter Gewalt gehen sowohl von Patient:innen und Pflegebedürftigen, ggf. auch von An- und Zugehörigen aber auch von Kolleg:innen aus.

Arbeitsrechtlich handelt es sich jeweils um sexuelle Belästigung im Sinne des AGG. Arbeitgeber sind verpflichtet, Pflege(fach)personen vor solchen Übergriffen zu schützen und geeignete Maßnahmen zu ergreifen (§ 12 AGG).

4.3 Täter:innenperspektive

Pflegefachpersonen als Täter:innen

Pflege(fach)personen, die sexualisierte Gewalt ausüben, missbrauchen nicht nur die sexuelle Selbstbestimmung der Betroffenen, sondern auch das berufliche Vertrauensverhältnis. Dies wirkt sich ggf. strafschärfend aus und rechtfertigt arbeits- und berufsrechtliche Sanktionen bis hin zum Berufsverbot (vgl. Kindhäuser & Schramm, 2023).

Die Variation von Formen sexualisierter Gewalt, die von Pflege(fach)personen ausgehen (können) sind spiegelbildlich zu denen, die bereits aus Opferperspektive beschrieben wurden. Bei sexualisierter Gewalt durch Pflege(fach) personen stellen sich Fragen der (charakterlichen) Eignung der jeweiligen

8 Erfahrungen aus dem Projekt „Gesund und gewaltfrei Baden-Württemberg“: Beiratssitzung vom 26. November 2025 in Stuttgart.

Beschäftigten. Es ist bekannt, dass es im Wesentlichen eine Frage der Menschenbilder und der Haltung von Pflege(fach)personenn ist, die das Ausmaß von Gewalthandlungen in der Pflege erklärt (vgl., Viol 2017b, 2017a).

Pflegebedürftige als Täter:innen

Auch Pflegebedürftige können Täter:innen sexualisierter Gewalt sein. Strafrechtlich ist in diesen Fällen die Schuldfähigkeit zu prüfen. Bei fehlender Schuldfähigkeit entfällt die Strafbarkeit, nicht jedoch die Pflicht der Einrichtung, Schutzmaßnahmen für Pflege(fach)personen und Mitpatient:innen und Bewohner:innen zu ergreifen (vgl. Fischer, 2024, § 20 Rn. 4).

Der angemessene Umgang mit Pflegebedürftigen insbesondere von Menschen mit Demenz, die als Täter:innen sexualisierter Gewalt auffällig, ggf. sogar verurteilt werden, stellt Einrichtungen aber auch das Gesamtversorgungssystem immer wieder vor grundlegende Probleme. Formen sexualisierter Gewalt von Patient:innen und Pflegebedürftigen fordern die Einrichtungen in ihren Betreuungs- und Schutzkonzepten in besonderer Weise heraus. Nicht jedes exhibitionistische Verhalten von Pflegebedürftigen und Menschen mit Demenz rechtfertigt die Beendigung des Vertragsverhältnisses, mache allerdings schon (vgl. LG Hamburg Urt. v.10.2.2025, Az 311 O 35/25). Schon gar nicht gerechtfertigt sind Zwangsmaßnahmen zur Begegnung von Formen sexualisierter Gewalt, es sei denn sie dienen den unmittelbaren Schutz der (potenziellen Opfer). Es kommt vielmehr darauf an, gerade für Menschen mit Demenz Konzepte zu entwickeln, in dem ein für Mitbewohnerinnen oder Mitbewohner erträglicher oder hinzunehmender Umgang mit sexueller Selbstaktualisierung Platz hat (vgl. anschaulich Schützendorf, 2000; Müller et al., 2023) ermöglicht wird.

Auch Menschen mit Demenz haben ein Recht auf Sexualität, für dessen Einlösung es entsprechender Rahmenbedingungen bedarf. Aus der Vergangenheit bekannte Maßnahmen zur Vermeidung und Verhinderung autosexueller Handlungen – ob mit exhibitionistischen oder ohne solche Absichten – lassen sich unter keinem Gesichtspunkt fachlich oder rechtlich legitimieren, solange andere Mitbewohnerinnen und Mitbewohner dadurch nicht belästigt werden.

Exkurs 1: Demenz, Sexualität und Gewalt
„So wichtig es ist, Menschen mit Demenz vor Gewalt zu schützen, auch vor fürsorglich motivierter, so bedeutsam ist es, auch die An- und Zugehörigen und die beruflich Pflegenden vor Gewalt durch Menschen mit Demenz zu schützen. Gewalthandlungen sind keineswegs selten. Sie können nicht nur verstörend sein, sondern auch gefährlich. Sexuelle Übergriffe stehen in stationären Pflegeeinrichtungen häufig auf der Tagesordnung. Rassistische Haltungen feiern eine Renaissance, von denen sich Menschen mit Demenz keineswegs verabschieden, wenn sie von Personal mit Migrationsgeschichte begleitet werden. Hier sind die Arbeitgeber, aber hier sind gegebenenfalls auch andere staatliche Stellen, so es um die häusliche Pflege geht, gefragt, wie das etwa im Erwachsenenschutzkonzept des Landkreises Tuttlingen realisiert wurde (vgl. Klie, 2021a). Es gehört zu den Fürsorgepflichten von Arbeitgebern, ihre Mitarbeitenden vor Gewalt zu schützen. Sowohl die Kranken- als auch die Unfallversicherung bieten inzwischen einige Programme an, auf die gegebenenfalls zurückgegriffen werden kann und muss" (Klie, 2025, S. 41f.).

4.4 Betrachtung nach Rechtsgebieten

Berufsrechtliche Betrachtung

Die ICN[9] verpflichtet die beruflich Pflegenden zur Achtung der Rechte der Patient:innen zur Reflektion der den Pflegeverhältnissen innewohnenden Machtasymmetrien und die vielfältigen Berufsordnungen für Pflege(fach)personen in Deutschland (vgl. Überblick in: Klie und Krautz 2025) sehen bei sexualisierter aber auch anderen Formen der Gewalt scharfe berufsrechtliche Sanktionen vor, die auch auf ein Berufsverbot respektive die Aberkennung der Berufsausübungsberechtigung und die Berechtigung, die Berufsbezeichnung zu führen, hinauslaufen können.

Angesichts eines geringen Grades an beruflicher Selbstorganisation mit lediglich zwei Pflegekammern und einer weiteren Körperschaft zur Selbstver-

9 Vgl. https://deutscher-pflegerat.de/wp-content/uploads/2021/11/ICN_Ethikkodex_2021.pdf (Abruf vom 05.02.2026).

waltung des Pflegeberufes (VdPB) liegt die Sanktionierung von Verstößen gegen das Berufsrecht und die ICN bei den nach Landesrecht zuständigen Behörden, zumeist den Regierungspräsidien, die die Berufsurkunden ausstellen. Professionstheoretisch setzt man auf die Selbstregulation eines Berufsstandes wie der Pflege. Die ICN bietet hier mit ihren Formulierungen und Praxisanleitungen wichtige Grundlagen (vgl. ICN 1.8).

Merke:
ICN 1.8: Pflegefachpersonen zeigen professionelle Werte wie Respekt, Gerechtigkeit, Verlässlichkeit, Fürsorge, Mitgefühl, Empathie, Vertrauenswürdigkeit und Integrität. Sie unterstützen und respektieren die Würde und die universellen Rechte aller Menschen, einschließlich Patient:innen, Kolleg:innen und Familien.

Im Sinne der ICN gehört auch ohne Formalisierung und berufsrechtlich verbindliche Verfahrensregelungen die Selbstregulation zu den Obliegenheiten und ethischen Grundlagen der fachpflegerischen Berufsausübung. Gegebenenfalls sind dort, wo couragierte Pflegefachpersonen in Unternehmenskulturen tätig sind, die auf die Thematisierung von Gewalthandlungen in der beruflichen Praxis mit Mobbing oder weiteren Maßnahmen reagieren, Whistleblower-Angebote zu machen, wie es etwa der Entwurf Berufsordnung der VdPB in Bayern vorsieht. Die Fähigkeit der Selbstregulation der Pflegeberufe setzt eine entsprechende Sensibilisierung der Berufsangehörigen voraus, die etwa durch die Pflegekammer Rheinland-Pfalz durch eine Veranstaltungsreihe zu Gewalt in der Pflege unterstützt wurde. Die Nutzung und die berufsständische Performance in Sachen wirksamer Gewaltschutz ist auch verbunden mit entsprechenden Aktivitäten der Berufsverbände respektive der Körperschaften der Berufsgruppe der Pflegenden.

Arbeitsrechtliche Dimension

Sexualisierte Gewalt berührt unmittelbar die Fürsorgepflicht des Arbeitgebers (§ 618 BGB). Unterlassene Schutzmaßnahmen können Schadensersatzansprüche begründen. Das AGG verpflichtet Arbeitgeber zudem zu präventiven Schulungen und klaren Interventionsstrukturen (vgl. Ahrendt et al. 2024, § 12 AGG Rn. 6).

Ein besonderes Augenmerk ist auf das Thema Prävention von Gewalt und Gewaltschutz zu legen. Hängt es doch ganz wesentlich von der jeweiligen Unternehmenskultur und der Führung der Kliniken, Pflegeheimen oder Pflegedienste ab, ob das Bewusstsein, die Sensibilität aber auch ein aufgeklärter Umgang mit Gewaltphänomen im jeweiligen Unternehmen stattfindet und Risikofaktoren erkannt werden. Eine besondere Bedeutung kommt hier der betrieblichen Gesundheitsförderung, die durch die Krankenkassen unterstützt wird gemäß § 20b SGB V, zu. Die Verantwortung des Schutzes vor Gewalt gegenüber Pflegebedürftigen liegt auch in den Händen der jeweils zuständigen Unfallversicherungen, die dafür entsprechende Programme entwickelt haben. Kommt es trotz entsprechender Gewaltschutz- und Präventionsprogrammen und -konzepten zu Gewalthandlungen, sind angesichts der Vulnerabilität der Patient:innen und der besonderen Verwiesenheit auf vertrauensgeprägte Kulturen konsequente Maßnahmen seitens der Arbeitgeber gefragt – unter Einbeziehung der jeweiligen Belegschaftsvertretungen. Auch für die Gewerkschaften, auch für die Betriebsräte, Personalräte und Mitarbeitervertretung ist das Thema Gewaltprävention und Umgang mit Formen sexualisierter Gewalt ein wichtiges Thema, über das ggf. auch Betriebs- und Dienstvereinbarungen abgeschlossen werden können.

Familien- und betreuungsrechtliche Perspektive

Auch Pflegebedürftige, die in Familien versorgt werden, können Opfer von sexualisierter Gewalt sein. Es sind Fallkonstellationen bekannt, in denen insbesondere auf Pflege angewiesene Frauen systematisch missbraucht wurden. Sie können aber – nicht selten im Zusammenhang mit einer demenziellen Erkrankung – auch „Täter“ sein (vgl. Klie 2025). Sich aus systematischen Formen sexualisierter und anderer Gewalt in Pflegekontexten ergebenden Familiendynamiken können Partnerschafts- und Familiensysteme grundlegend destabilisieren, auch zu Trennung und Scheidung führen und auch die gegenseitigen Beistands- und Unterstützungsobliegenheiten einschränken respektive beenden (vgl. Klie 2026 im Erscheinen). Die bei ehelicher Gewalt ansonsten zur Verfügung stehende Regelungen des Platzverweises stoßen auf praktische, zum Teil auch rechtliche Durchsetzungsschwierigkeiten. Regelhaft dürften in derartigen

Konstellationen bei hirnorganisch veränderten Patientengruppen betreuungsrechtliche Schritte erforderlich werden. Da die rechtlichen Betreuer:innen, insbesondere durch das novellierte Betreuungsrecht aus dem Jahre 2021 streng an das Wunscherfüllungsrecht des Betreuten gebunden sind, sind allerdings die Handlungsoptionen für rechtliche Betreuer:innen begrenzt: Drittschützende Maßnahmen gehören nicht zu ihrem Aufgabenbereich. Es wird im Wesentlichen auf geeignete fachliche Interventionen, die zur Deeskalierung und dazu beitragen, dass die Formen sexualisierter Gewalt durch auf Pflege angewiesene Menschen begrenzt oder beendet werden. Formen sexualisierter Gewalt durch und gegenüber auf Pflege angewiesene Menschen können zu pflegerischen Notfallsituationen führen, die entsprechende Intervention – Pflegenottelefon (vgl. Koenig 2025) oder auch Kurzzeitpflegeaufenthalte wenn nicht gar psychiatrische Einweisungen – erforderlich machen. Dabei darf nicht verkannt werden, dass selbstverständlich auch auf Pflege angewiesene Menschen ein Recht auf eigene Sexualität haben. Maßnahmen, die sexuelle Handlungen vollständig ausschließen, insbesondere auch autosexuelle Handlungen lassen sich mit der menschen- und grundrechtlichen Situation von auf Pflege angewiesene Menschen nicht vereinbaren (vgl. Schützendorf und Datum 2019).

Exkurs 2: Sexualisierte Gewalt als internationales Thema

Das Thema sexualisierte Gewalt gegen Alte und vulnerable Personengruppen ist keineswegs ein deutsches Thema. Im Rahmen eines Forschungsprojektes in Namibia (vgl. Klie und Ananias 2021) konnte exemplarisch herausgearbeitet werden, wie vergleichsweise verbreitet und selbstverständlich sexuelle Übergriffe gegenüber alten – insbesondere Frauen – und pflegebedürftigen Menschen sind. Sie stehen im Zusammenhang mit einer systematischen Diskriminierung und Asymmetrien im Geschlechter- und Generationenverhältnis und korrelieren im hohen Maße mit der ökonomischen Situation und Abhängigkeit von auf Pflege angewiesenen Personen. Insofern hängt das Thema sexualisierte Gewalt insbesondere gegen Pflegebedürftige und Patient:innen im hohen Maße mit kulturellen und gesellschaftlichen Faktoren zusammen, die bei Strategien der Gewaltprävention zu miteinzubeziehen sind.

Sozial-, Heim- und Aufsichtsrecht

Das SGB XI verpflichtet Pflegeeinrichtungen zur Wahrung der Würde und Persönlichkeitsrechte der Pflegebedürftigen (§ 2 SGB XI). Heimaufsichtsbehörden sind befugt, bei bekannt gewordenen Übergriffen ordnungsrechtliche Maßnahmen zu ergreifen.

Die Heimrecht-Kodifikationen der Bundesländer sehe in unterschiedlicher Ausführlichkeit Verpflichtungen der Träger von Einrichtungen zu wirksamem Gewaltschutz vor, etwa § 2 WTG-NRW. Schon aus der BRK ergibt sich die Verpflichtung, der jeweiligen staatlichen Rechtsordnung aber auch Rechtspraxis für einen wirksamen Schritt für Menschen mit Behinderung, zu denen auf jeden Fall alle pflegebedürftigen Menschen gehören, Sorge zu tragen. Auch der Schutz der Mitbewohnerinnen und Mitbewohner vor sexuellen Übergriffen in vollstationären Behinderten- und Pflegeeinrichtungen gehört zum Schutzauftrag. Sexuelle Übergriffe von Heimbewohner und Heimbewohnerinnen können ggf. die Kündigung des WBVG-Vertrages rechtfertigen.

Geht die sexuelle Gewalt von Beschäftigten der vollstationären Pflege und Einrichtungen der Eingliederungshilfe aus, kann dies zum heimrechtlichen Beschäftigungsverbot der Mitarbeitenden führen – respektive ein solches rechtfertigen. Eine Reihe von Bundesländern haben sich auf den Weg gemacht, Präventionsprogramme, die sich schwerpunktmäßig oder auch auf Fragen der Gewalt in allen Richtungen beziehen, gemeinsam mit den gesetzlichen Krankenkassen und der sozialen Pflegeversicherung auf den Weg zu bringen (vgl. Klie et al. 2022; El-Nawab 2021; Klie und Heislbetz 2021; Projekthomepage zu „Gesund und gewaltfrei" unter: https://gesund-gewaltfrei.de/ (Abruf vom 06.02.2026). Heimaufsichtsbehörden als „Agenturen von Menschenrechten" wird eine zentrale Funktion des wirksamen Gewaltschutzes in den stationären Einrichtungen zugeordnet.

Zivilrechtliche Haftung

Zivilrechtlich kommen Schmerzensgeld- und Schadensersatzansprüche in Zusammenhang mit sexuellem Missbrauch und Gewaltformen in Betracht (§§ 823, 253 BGB). Einrichtungen haften insbesondere bei Organisationsverschulden, etwa bei fehlenden Schutzkonzepten (vgl. Grüneberg et al. 2025).

Jegliche Form sexualisierter Gewalt stellt sich als Eingriff in Persönlichkeitsrechte und Verletzung von Rechtsgütern gemäß § 823 BGB dar, die regelmäßig Schadensersatz- aber auch Schmerzensgeldansprüche auslösen, die in der Praxis allerdings kaum realisiert werden. Schadensersatzansprüchen beziehen sich ggf. auf Behandlungs- und Therapiekosten. Schmerzensgeldansprüche richten sich in der Höhe nach der Rechtsbeeinträchtigung und dem Leid der Person.

In der Rechtspraxis spielen Schmerzensgeld- und Schadensersatzansprüche im Zusammenhang mit Formen sexualisierter Gewalt in der Pflege kaum eine Rolle. Dies kann auch als Bestätigung des oben formulierten Ausgangsbefundes gesehen werden, dass die Vielfalt von Formen sexualisierter Gewalt in Pflegekontexten kaum rechtserheblich wird und die Betroffenen sowohl auf Pflege angewiesene Menschen als auch Pflege(fach)personen die Möglichkeiten einer zivilrechtlichen Restitution so gut wie nicht nutzen. Sind es doch auch und gerade Institutionen, in denen die Pflege tätig wird, in dem das Pochen auf Rechtsposition respektive das Durchsetzen eigener Rechte – sei es auch der Restitution – wenig zur Institutionskultur passt, die Fürsorglichkeit auch unter Einschluss und Hinnahme von Rechtsbeeinträchtigung eher akzeptiert und die Geltendmachung von Rechtsposition eher als kulturfremd interpretiert (vgl. Klie 1997).

Prävention und rechtspolitische Perspektiven

Effektiver Schutz erfordert verbindliche Schutzkonzepte, regelmäßige Schulungen und eine Kultur der Transparenz. Juristisch ist Prävention auch haftungsrechtlich relevant und zunehmend Gegenstand gesetzlicher Anforderungen (vgl. Tschan 2012).

Das Thema Gewaltprävention in der Pflege hat in den letzten Jahren deutlich an Bedeutung und Aufmerksamkeit gewonnen (vgl. Zentrum für Qualität in Pflege [ZQP]). Das Zentrum für Qualität in der Pflege und die Gesund und Gewaltfrei – Präventionsstrategie (GPS)-Projekte in Bayern und Baden-Württemberg zeigen Wege integrierter Präventionsstrategien auf, die sich auch und gerade auf das Thema Gewalt inklusive sexualisierter Gewalt beziehen. Die gesetzlichen Aufgaben und Verpflichtung ergeben sich aus § 5 SGB XI für den vollstationären und 2026 auch für den ambulanten Sektor, aus § 20b SGB V für den wirksamen Gewaltschutz von Beschäftigten in der Pflege, völlig unabhängig von ihrem Einsatzort und Arbeitsfeld. Die Träger der Unfallversicherung sind verpflichtet Maßnahmen zu ergreifen, die Beschäftigten einen wirksamen Schutz vor Gewalt am Arbeitsplatz gewährleisten.

Merke:
UN-BRK Art. 16 Abs. (5): Die Vertragsstaaten schaffen wirksame Rechtsvorschriften und politische Konzepte, einschließlich solcher, die auf Frauen und Kinder ausgerichtet sind, um sicherzustellen, dass Fälle von Ausbeutung, Gewalt und Missbrauch gegenüber Menschen mit Behinderungen erkannt, untersucht und gegebenenfalls strafrechtlich verfolgt werden.

In Deutschland sehen heimrechtliche Kodifikationen, wie etwa das WTG in Nordrhein-Westfalen eine konsequente Aufnahme der Gewaltschutzanliegen der UN-BRK vor. Und auch andere Bundesländer haben entsprechende Regelungen auf landesrechtlicher Ebene etabliert. Auch die Psychisch-Kranken-Gesetze der Länder dienen dem wirksamen Gewaltschutz und dem Aufbau entsprechender Hilfestrukturen. Der Gewaltschutz für die Pflege(fach)personen selbst lässt sich als Gemeinschaftsaufgabe von Arbeitgebern, Belegschaftsvertretungen, Gewerkschaften, sowie den Trägern der Unfallversicherungen verstehen, die ihre Vorgehensweisen und Strategien aufeinander abzustimmen haben. Wirksamer Schutz vor Formen von sexualisierter Gewalt bleibt eine kulturelle und institutionelle Daueraufgabe, da sich an den strukturellen Abhängigkeitsverhältnissen und Machtasymmetrien in Einrichtungen der Pflege nichts Grundlegendes ändert (vgl. Remmers 2025; Klie et al. 2021).

4.5 Fazit

Sexualisierte Gewalt in der Pflege ist ein komplexes rechtliches Phänomen, das eine differenzierte Betrachtung von Opfer- und Täter:innenperspektiven erfordert. Ein wirksamer Schutz kann nur durch das Zusammenwirken von Strafrecht, Arbeitsrecht, Berufsrecht sowie Sozialrecht und Prävention erreicht werden – so ließe sich in einer vereinfachten Weise die rechtliche Bewertung und Problematisierung von sexualisierter Gewalt in der Pflege zusammenfassen.

Dem Recht kommen allerdings auf unterschiedlichen Ebenen Steuerungsfunktionen zu. So prägt das Recht Grundlagen des gesellschaftlichen Zusammenlebens und ist zugleich Ausdruck und Kondensat gesellschaftlicher und kultureller Kondensierungsbemühungen. In diesem Sinne hat Recht, wenn es gut geht, Einfluss auf Vorstellungen von Gerechtigkeit und maßgeblichen Rechten im gesellschaftlichen Miteinander. Recht auf der Ebene seiner gesellschaftlichen Selbststeuerungsfunktion hat im Zusammenhang mit der Pflege die wichtige Funktion berufliches Selbstverständnis auf der einen Seite aber auch unternehmerische Kulturen bis hin zu Maßnahmen der Qualitätssicherung auf der anderen Seite zu beeinflussen (vgl. Harris et al. 1995). Eine weitere Steuerungsfunktion des Rechts liegt darin, wirksamen Rechtsschutz zu gewährleisten und Rechtsgefährdungen, die sich empirisch als maßgeblich und relevant erweisen, aufzugreifen und Maßnahmen der Prävention und wirksame Schutzmechanismen zu entwickeln. Angesichts der vielfältigen Gefährdungen sexueller Selbstbestimmung, sowohl der auf Pflege angewiesenen Menschen als auch der Pflegefachkräfte, besteht hier Handlungsbedarf, der vom Gesetzgeber aber auch von den jeweils zuständigen Normadressaten aufgegriffen wurde und wird, wie in diesem Beitrag ausgeführt wurde. Schließlich lebt das Recht auch von der Androhung von Sanktionen bei Missachtung – insbesondere strafrechtlich – geschützter Rechtsgüter. Insofern bedarf es je nach Rechtsgebiet auch eines glaubwürdigen und funktionalen Sanktionskonzeptes und der realistischen Umsetzung angedrohter oder vorgesehener Sanktionierung, die vom Berufs- übers Arbeitsrecht, das Heimrecht bis hin zum Strafrecht reichen. Jede Rechtskultur ist schließlich getragen von Bildungsprozessen, die in der Pflege zuvörderst die Pflegeberufe selbst betreffen. Insofern ist in der Aus- und Weiterbildung von Pflegeberufen die Vermittlung von rechtlichen Grundlagen für die Sensibilität, die Wahrnehmung aber auch die Rechte und Pflichten im Zusammenhang sexualisierter Gewalt vorzusehen und dies nicht allein als formaler Inhalt von Curricula. Bildung findet auch und gerade am Arbeitsplatz statt. Insofern gehört die Vermittlung von rechtlichen Grundlagen im Zusammenhang mit Gewalt in der Pflege zu den notwendigen innerbetrieblichen Fortbildungs- und Organisationsentwicklungsmaßnahmen – wie diese beispielsweise in den Gewaltschutz- und Präventionsprogrammen von GPS vorgesehen sind (vgl. AGP Sozialforschung 2026). Bildungs- und Aufklärungserfordernisse ergeben sich auch gegenüber der Öffentlichkeit, den Patient:innen und auf Pflege angewiesene Menschen, damit sie ihre eigenen Rechte erkennen und wahrnehmen können, aber auch die Grenzen ihrer möglicherweise kulturell vermittelten Vorstellungen von Umgangsformen inklusive gewaltförmige Verhaltens- und Kommunikationsformen, die mit der deutschen Rechtsordnung in Konflikt stehen können, erkennen können.

5 Praxis und Handlungsfelder – ethische Herausforderungen und Entscheidungsfindungen

Markus Witzmann & Hanna Batzoni

Pflegefachpersonen stehen täglich vor Situationen, in denen einfache Antworten fehlen. Wo verläuft die Grenze zwischen notwendiger Körperpflege und einer Grenzverletzung? Wie reagiere ich auf sexualisiertes Verhalten eines kognitiv eingeschränkten Bewohners? Wie schütze ich eine pflegebedürftige Person, ohne ihre Selbstbestimmung zu übergehen?

Solche Situationen sind keine Ausnahme — sie gehören zum professionellen Pflegealltag. Ethische Prinzipien helfen, diese Fragen zu strukturieren. Die vier Grundprinzipien nach Beauchamp und Childress (2019) sind dabei ein bewährtes Orientierungswerkzeug:

Merke:
Autonomie — das Recht der Person auf Selbstbestimmung
Fürsorge — aktives Wohlwollen für die betreute Person
Schadensvermeidung — kein Schaden zufügen
Gerechtigkeit — faire und würdigende Behandlung

Diese Prinzipien können miteinander in Konflikt geraten — das ist unvermeidlich. Die Aufgabe von Pflegefachpersonen ist es, situationsgebunden abzuwägen, ohne eines der Prinzipien dauerhaft zu opfern.

Praxisbeispiel: Sexualisiertes Verhalten bei Demenz
Ein 84-jähriger Bewohner mit fortgeschrittener Demenz versucht während der Körperpflege wiederholt, die Pflegefachkraft zu berühren. Das Team steht vor einem echten Dilemma: Einerseits soll die Würde und sexuelle Selbstbestimmung des Bewohners respektiert werden — andererseits müssen die Grenzen der Pflegefachkraft gewahrt bleiben. Ein personenzentrierter Ansatz (Kitwood, 2008) hilft hier: Er fragt nicht zuerst nach Regeln, sondern nach der Person — nach ihrer Biografie, ihren Bedürfnissen, den Mustern des Verhaltens.

Im konkreten Fall stellt das Team fest: Das Verhalten tritt vor allem auf, wenn männliche Pflegepersonen die Pflege durchführen. Der Pflegeplan wird entsprechend angepasst. Das Team reflektiert gemeinsam, dass das Verhalten nicht persönlich gegen die Pflegenden gerichtet ist, sondern Ausdruck der Erkrankung sein kann. Klare Absprachen schützen alle Beteiligten.

Prävention im pflegerischen Alltag

Wirksame Prävention setzt auf mehreren Ebenen an — in der Institution, in der direkten Pflegebeziehung und im Team.

Strukturelle Maßnahmen auf Einrichtungsebene

- Klare schriftliche Handlungsrichtlinien zu Grenzverletzungen und deren Meldung, die allen Mitarbeitenden bekannt sind
- Regelmäßige Schulungen - nicht als Pflichtveranstaltung, sondern als Raum für echte Auseinandersetzung mit dem Thema
- Eine unabhängige Vertrauensperson oder Ombudsstelle für Bewohner:innen und Personal
- Monatliche Teambesprechungen, in denen schwierige Situationen offen angesprochen werden können
- Ein anonymes Meldesystem für beobachtete oder erlebte Grenzverletzungen - sichtbar und niedrigschwellig für Mitarbeitende, Bewohner:innen und Besucher:innen
- Eine Informationskampagne, die den Anspruch respektvollen Miteinanders sichtbar macht und klarmacht: Diskriminierung und Belästigung sind in dieser Einrichtung untersagt

Das Empowerment-Konzept (Rappaport, 1987) erinnert daran: Betroffene - ob Bewohner:innen oder Mitarbeitende - müssen Handlungsfähigkeit zurückgewinnen können, damit Prävention tatsächlich wirkt. Strukturen allein genügen nicht; sie brauchen eine Kultur, die das Sprechen ermöglicht.

Praxisbeispiel: Institutionelles Präventionsprogramm
Ein Pflegeheim führt ein strukturiertes Präventionsprogramm ein. Nach einem Jahr zeigt die Evaluation: Die Sensibilität für das Thema ist im Team deutlich gestiegen. Bewohner:innen berichten von einem erhöhten Sicherheitsgefühl. Was hat sich verändert? Nicht einzelne Maßnahmen, sondern das Zusammenspiel aus schriftlichem Verhaltenskodex, regelmäßigen Schulungen, einer Ombudsperson, moderierten Teamgesprächen und einem niedrigschwelligen Meldesystem.

Maßnahmen im direkten Pflegealltag

Die Charta der Rechte hilfe- und pflegebedürftiger Menschen (BMFSFJ, 2019) macht deutlich: Würde, Privatheit und Selbstbestimmung sind keine Zusatzleistungen, sondern Grundrechte.

- Explizite Einwilligung vor intimen Pflegehandlungen einholen — fragen, nicht voraussetzen
- Intimsphäre konsequent schützen: Abdecken, Anklopfen, Sichtschutz (Charta, Artikel 3)
- Wünsche zur gleichgeschlechtlichen Pflege ernst nehmen und dokumentieren (Beauchamp & Childress, 2019)
- Professionelle Distanz wahren, ohne kalt zu wirken
- Eigene Grenzen klar und freundlich kommunizieren — das ist keine Schwäche, sondern Professionalität

Praxisbeispiel: Präventionsorientierte häusliche Pflege
Eine Pflegefachperson betreut eine 68-jährige Patientin nach einer Hüft-OP im häuslichen Umfeld. Bei jedem Besuch klopft sie an und wartet auf Einlass, erklärt jeden Pflegeschritt, holt die Zustimmung ein und beachtet den Wunsch der Patientin, dass Intimpflege nur von weiblichen Pflegefachpersonen durchgeführt wird. Als die Patientin nach einer persönlicheren Beziehung fragt, erklärt die Pflegefachperson freundlich, aber klar die Grenzen ihrer professionellen Rolle. Dieser Umgang schützt beide Seiten.

Handeln bei Verdacht oder Vorfällen

Wer einen Verdacht auf sexualisierte Gewalt hat, steht vor einer schwierigen Situation: Zu schnelles Handeln kann schaden — zu langes Zögern auch. Der folgende Handlungsrahmen orientiert sich an den Grundsätzen evidenzbasierter Pflege (Rycroft-Malone, 2004) und reflektierter professioneller Praxis (Schön, 1983).

Schritt 1: Beobachten und dokumentieren

Notieren Sie sachlich und genau: Datum, Uhrzeit, beobachtetes Verhalten, genaue Formulierungen, beteiligte Personen. Vermeiden Sie Interpretationen – halten Sie fest, was Sie gesehen oder gehört haben.

Schritt 2: Zuhören und ernst nehmen

Wenn sich ein:e Klient:in Ihnen anvertraut: Hören Sie zu. Bestätigen Sie, dass die Person das Richtige tut, indem sie spricht. Stellen Sie keine suggestiven Fragen. Machen Sie keine Versprechen, die Sie nicht halten können.

Schritt 3: Meldewege kennen und nutzen

Informieren Sie sich über die Meldewege Ihrer Einrichtung. Sprechen Sie mit der Pflegedienstleitung. Bei akutem Gefährdungsverdacht: Einrichtungsleitung, Rettungsdienst und Polizei einschalten.

Schritt 4: Handlungsoptionen abwägen

Entwickeln Sie im Team Schutzmaßnahmen: veränderte Pflegearrangements, erhöhte Beobachtung, räumliche Trennung — immer unter Wahrung der Würde aller Beteiligten.

Schritt 5: Evaluieren und anpassen

Überprüfen Sie die Wirksamkeit eingeleiteter Maßnahmen regelmäßig. Was hat sich verändert? Was muss nachgesteuert werden?

Merke: Weder vorschnelles Handeln noch Zögern schützt. Besonnenes, dokumentiertes Vorgehen schützt alle Beteiligten und schafft eine Grundlage für Verbesserungen.

Praxisbeispiel: Strukturiertes Handeln bei Verdacht
Eine Pflegefachperson beobachtet, wie ein Kollege wiederholt unangemessene Kommentare über den Körper einer Bewohnerin macht und sie während der Pflege unnötig entblößt. Sie notiert die Beobachtungen und spricht die Pflegedienstleitung an. Als die Bewohnerin andeutet, sich unwohl zu fühlen, hört die Pflegefachperson aufmerksam zu und erklärt ihr die Beschwerdemöglichkeiten der Einrichtung. In einer anschließenden Supervision reflektiert sie ihr eigenes Handeln: Hätte sie früher eingreifen können? Was würde sie beim nächsten Mal anders machen?

Selbstfürsorge und Unterstützung für Pflegende

Der Umgang mit sexualisierter Gewalt, ob als Betroffene, als Zeug:in oder als handelnde Person hinterlässt Spuren. Selbstfürsorge ist deshalb kein Luxus, sondern professionelle Notwendigkeit (Conradi, 2001; Tronto, 2013). Wer dauerhaft für andere sorgt, muss auch für sich selbst sorgen, das ist eine ethische Pflicht, keine Schwäche.

Konkrete Strategien für den Alltag

- Supervision oder kollegiale Beratung nach belastenden Situationen nutzen
- Bewusste Abgrenzung nach Dienstende — das bildliche „Ablegen" der Arbeitsrolle kann dabei helfen
- Gegenseitige Unterstützung im Team etablieren: Wer war dabei, wenn jemand etwas Belastendes erlebt hat?
- Eigene Grenzen früh kommunizieren — auch der Wunsch nach einem Patient:innenwechsel ist legitim und professionell
- Ausreichend Erholung — Überarbeitung erhöht die Anfälligkeit für Grenzverletzungen auf beiden Seiten

Das von Riedel et al. (2017) formulierte Konzept der moralischen Kompetenz macht deutlich: Wer ethisch handeln will, braucht nicht nur Wissen, sondern auch die innere Stabilität, in belastenden Situationen handlungsfähig zu bleiben.

Selbstfürsorge muss, wie bereits beschrieben, durch strukturelle Rahmenbedingungen ergänzt werden, die je nach Pflegekontext unterschiedlich aussehen.

Besonderheiten in verschiedenen Pflegesettings

Praxisbeispiel: Integrierte Selbstfürsorge
Eine Pflegefachperson auf einer neurologischen Station wird regelmäßig mit sexualisiertem Verhalten von Patient:innen mit Hirnschädigungen konfrontiert. Sie hat mit dem Team ein Unterstützungssystem entwickelt: Kolleg:innen entlasten sich gegenseitig, Supervisionen gehören zum Standard, und sie hat gelernt, Patient:innenwechsel zu beantragen, wenn sie merkt, dass eine Situation sie persönlich zu sehr belastet. Das ermöglicht ihr, langfristig professionell und empathisch zu arbeiten.

In der stationären Langzeitpflege erhöhen langfristige Abhängigkeitsverhältnisse, kognitive Einschränkungen und begrenzte Privatsphäre das Risiko sexualisierte Gewalt zu erleben. Klare räumliche und zeitliche Privatsphäre-Konzepte und z. B. regelmäßige Teamreflexionen über die Gestaltung von Pflegebeziehungen unter Berücksichtigung von Abhängigkeitsverhältnissen können hier unterstützen (siehe hierzu auch Kap. 3.3).

In der ambulanten, häuslichen Versorgung arbeiten Pflegepersonen oft allein im privaten Umfeld der hilfe- und pflegebedürftigen Personen, ohne kollegiale Unterstützung oder Kontrolle – Tandembesuche bei bekannten Risikosituationen und z. B. eine klare und frühzeitige Kommunikation im Team über professionelle Standards und mögliche herausfordernde Situationen sind wichtige Schutzmaßnahmen (siehe hierzu auch Kap. 3.7).

In der Akutpflege (dem Krankenhaus) erschweren kurze Verweildauern und hoher Zeitdruck oftmals den Beziehungsaufbau. Strukturierte Erstgespräche, klare institutionelle Regelungen und interdisziplinäre Fallbesprechungen bilden hier wichtige Orientierungspunkte (siehe hierzu auch Kap. 3.4).

Diese drei Settings stellen nur eine Auswahl dar. Weitere Versorgungskontexte weisen eigene Dynamiken und Herausforderungen auf (siehe hierzu auch Kap. 3).

Professionalisierung der Pflege als Schutzfaktor

Die wachsende Akademisierung der Pflege schafft wichtige Voraussetzungen für einen besseren Umgang mit sexualisierter Gewalt (Darmann-Finck & Reuschenbach, 2018). Drei Entwicklungen sind besonders bedeutsam:

Evidenzbasierte Praxis bedeutet, Entscheidungen auf der Grundlage von Forschungsergebnissen zu treffen – und dabei sowohl die externe Evidenz als auch die eigene klinische Erfahrung und die Präferenzen der Betroffenen einzubeziehen (Rycroft-Malone, 2004). Im Kontext sexualisierter Gewalt heißt das: Präventionsprogramme entwickeln, die tatsächlich funktionieren – nicht solche, die gut klingen (siehe hierzu auch Kap. 1.2.1).

Advanced Nursing Practice bedeutet, dass Pflegeexpert:innen mit erweiterten Kompetenzen Schlüsselrollen übernehmen (DBfK, ÖGKV & SBK, 2019; Meyer & Köpke, 2022): Präventionsprogramme entwickeln und implementieren, Teams beraten und schulen, Fallbesprechungen moderieren, Forschung und Praxis verknüpfen.

Interprofessionelle Zusammenarbeit mit Medizin, Psychologie und Sozialarbeit stärkt die Fähigkeit, sexualisierte Gewalt früh zu erkennen und angemessen zu reagieren (Jarchow et al., 2022; Weltgesundheitsorganisation [WHO], 2010).

Potenziale interprofessioneller Zusammenarbeit:

- Multiperspektivische Betrachtung von Risikosituationen
- Gegenseitige professionelle Unterstützung bei Verdacht auf Übergriffe
- Gemeinsame Entwicklung von Präventions- und Interventionsstrategien
- Geteilte Verantwortung für den Schutz vulnerabler Personen

Merke: Professionelle Pflege ist kein Zufallsprodukt. Sie entsteht durch Wissen, Reflexion und Zusammenarbeit und schützt damit alle Beteiligten.

Eine Kultur des Respekts aufbauen

Alle bisher genannten Maßnahmen wirken nur, wenn sie in eine Grundhaltung eingebettet sind: die Überzeugung, dass Würde, Selbstbestimmung und körperliche Integrität für alle Menschen - Bewohner:innen wie Pflegende - nicht verhandelbar sind.

Dies bedeutet im Alltag:

- Offen über sexualisierte Gewalt sprechen — das Tabu brechen
- Transparente Strukturen schaffen, die Grenzverletzungen erschweren
- Die eigene Praxis kontinuierlich reflektieren: Was mache ich, wenn ich etwas beobachte? Was tue ich, wenn es mich selbst betrifft?
- Eine Sprache finden, die benennt, was ist — ohne zu dramatisieren, aber auch ohne zu verharmlosen

Die Care-Ethik (Tronto, 2013) erinnert daran: Gute Pflege ist nicht nur eine technische Kompetenz, sondern eine relationale Praxis. Sie entsteht in der Begegnung zwischen Menschen — und sie ist geprägt von den Strukturen, in denen sie stattfindet. Sexualisierte Gewalt ist deshalb auch eine strukturelle Frage: Wo Zeitdruck, Personalmangel und fehlende Unterstützung herrschen, steigt das Risiko für Grenzverletzungen.

Praxisbeispiel: Implementierung einer Kultur des Respekts

Ein Pflegeteam auf einer geriatrischen Station entwickelt gemeinsam ein Leitbild zur respektvollen Pflege. Alle Teammitglieder sind beteiligt. Monatliche Gespräche schaffen Raum für Grenzsituationen. Das „Vier-Augen-Prinzip" wird bei bestimmten intimen Pflegehandlungen eingeführt. Kollegiale Fallberatung ermöglicht, auch eigene Unsicherheiten offen anzusprechen. Das Ergebnis: bessere Kommunikation, mehr Handlungssicherheit und eine Pflegequalität, die die Würde aller schützt.

Ausblick

Sexualisierte Gewalt in der Pflege wird nicht verschwinden, wenn wir wegschauen. Sie wird seltener, wenn wir hinschauen, sprechen, handeln und wenn wir die Bedingungen schaffen, die respektvolle Pflege möglich machen.

Als Pflegefachperson haben Sie dabei mehr Einfluss, als es manchmal scheint: in jeder Pflegesituation, in jeder Teambesprechung, in jeder Reaktion auf eine Grenzverletzung. Ethische Reflexion, fachliches Wissen und eine klare Haltung sind die Grundlage dafür und sie lassen sich lernen, einüben und weiterentwickeln.

Pflege soll ein Ort der Sicherheit und des Vertrauens sein. Das ist kein unrealistisches Ideal. Es ist ein Anspruch, den Sie täglich mitgestalten.

Reflexionsfragen

- Der Text beschreibt Pflege als „relationale Praxis", also als etwas, das in der Beziehung entsteht. Wie beeinflusst Ihre Beziehung zu einer bestimmten pflegebedürftigen Person Ihre Bereitschaft, Grenzen zu setzen oder Auffälligkeiten zu melden?
- Stellen Sie sich vor, Sie beobachten eine Grenzverletzung durch eine Kollegin oder einen Kollegen, die oder den Sie schätzen und gut kennen. Was würde Ihnen das Ansprechen erleichtern und was würde es erschweren? Was bräuchten Sie von Ihrer Einrichtung, damit solche Gespräche selbstverständlicher werden?
- Wie offen wird in Ihrem Team über Situationen gesprochen, in denen Pflegende selbst sexuell belästigt oder übergriffig behandelt wurden z. B. durch Bewohner:innen oder Angehörige? Was verhindert das Sprechen und was würde es fördern?
- Wann haben Sie zuletzt eine Pflegesituation als grenzwertig erlebt, aber nichts unternommen? Was hat Sie davon abgehalten Zeit, Unsicherheit, fehlende Strukturen, Angst vor Konsequenzen? Was hätte geholfen?

6 Praktische Hinweise

Erfahrungen mit sexualisierter Gewalt sind keine Einzelfälle. Für Betroffene, Zu- und Angehörige bzw. das soziale Umfeld sowie Fachkräfte gibt es vielfältige Hilfs- und Unterstützungsangebote, die dabei helfen können, das Erlebte und die damit verbundenen Belastungen zu verarbeiten.

Die folgenden Angebote stellen nur eine Auswahl dar – weitere Anlaufstellen sind regional verfügbar und können je nach Situation passender sein.

Antidiskriminierungsstelle des Bundes
Beratung und Information rund um das Thema Diskriminierung Homepage: https://www.antidiskriminierungsstelle.de/DE/startseite/startseite-node.html
Hilfetelefon: „Gewalt gegen Frauen"
Bundesweites Beratungsangebot für Frauen die Gewalt erlebt haben oder immer noch erleben. Zudem auch Beratungsstelle für das soziale Umfeld und/oder Fachkräfte. *Telefonnummer: 116 016* › 24 Stunden/7 Tage die Woche; kostenfrei und anonym › Beratung in 18 Sprachen und Gebärdensprache möglich › Beratung auch per Chat möglich (12.00 bis 20.00 Uhr)
Hilfetelefon: „Gewalt gegen Männer"
Telefonnummer: 0800 123 99 00 › kostenfrei und anonym › Montag bis Donnerstag:8.00 bis 13.00 Uhr und von 15.00 bis 20.00 Uhr Freitag: 8.00 bis 15.00Uhr › Beratung auch per Sofort Text-Chat möglich (Montag bis Donnerstag 12.00 bis 15.00 Uhr und 17.00 bis 19.00 Uhr) › Beratung und Unterstützung ist auch per Mail möglich
Telefonische Helpline PSU Akut e. V.
› kostenfreies, vertrauliches und anonymes kollegiales Telefongespräch an die PSU HELPLINE wenden und eine kollegiale Beratung in Anspruch nehmen › Beratung erfolgt durch Peers sowie psychosoziale Fachkräfte; außerdem ist in die PSU HELPLINE eine psychotherapeutische Sprechzeit eingebunden › Telefonnummer der PSU HELPLINE: 0800 0 911 912 Montag bis Sonntag von 9.00 bis 21.00 Uhr › Unterstützung kann zudem per E-Mail unter beratung@psu-helpline.de angefragt werden › www.psu-helpline.de

HateAid – spezialisierte Unterstützung bei digitaler Gewalt
› Beratung durch online Terminvereinbarungen › *Telefonnummer: 030 252 088 38* (Montag 10.00 bis 13.00 Uhr; Donnerstag 15.00 bis 18.00 Uhr) › weitere Möglichkeiten für Beratung und Unterstützung: Schreiben Sie eine Mail oder füllen Sie ein Meldeformular aus › https://hateaid.org/betroffenenberatung/

Tabelle 4: Angebotsauswahl – Anlaufstellen (Quelle: Eigene Darstellung 2026)

Nachwort

Am Ende dieses Buches angelangt, möchten wir die zentralen Erkenntnisse noch einmal zusammenführen und einen Blick nach vorn richten.

Sexualisierte Gewalt in der Pflege ist keine Randerscheinung, kein bedauerlicher Einzelfall und kein Problem, das sich durch Schweigen lösen lässt. Sie ist eine Realität in allen Versorgungssettings – in der Langzeitpflege ebenso wie in der Psychiatrie, in Akutkrankenhäusern, in der ambulanten Pflege, in der Behindertenhilfe und in der Pädiatrie. Sie betrifft vulnerable pflegebedürftige Menschen, aber auch Pflegefachpersonen, Auszubildende und Therapeut*innen selbst.

Die Auseinandersetzung mit diesem Buch hat gezeigt: Sexualisierte Gewalt ist vor allem ein Machtphänomen. Sie entsteht dort, wo strukturelle Bedingungen, Abhängigkeitsverhältnisse und mangelnde Sensibilisierung zusammenkommen. Gleichzeitig wurde deutlich: Wirksame Prävention ist möglich – wenn wir als Profession bereit sind, hinzuschauen, Verantwortung zu übernehmen und konsequent zu handeln.

Die Überzeugungen, die uns leiten

Zu Beginn dieses Buches haben wir betont, dass jeder Mensch das Recht auf körperliche und sexuelle Selbstbestimmung hat – unabhängig von Pflegebedürftigkeit, Alter, kognitiven Fähigkeiten oder Herkunft. Diese Überzeugung durchzieht das gesamte Buch und findet sich auch im Ethikkodex des International Council of Nurses (ICN) wieder: „Die Pflegefachperson fördert ein Umfeld, in dem die Menschenrechte, Werte, Bräuche und spirituellen Überzeugungen der Person, der Familie und der Gemeinschaft respektiert werden" (ICN, 2021). Wir haben auch betont, dass es uns nicht um Schuldzuweisungen geht, sondern um einen differenzierten, professionellen Umgang mit einem komplexen Thema. Die Pflegepraxis ist von körperlicher Nähe geprägt, Grenzen sind oft fließend, und nicht jede Grenzverletzung geschieht in böser Absicht. Aber gerade deshalb braucht es Achtsamkeit, Reflexion und klare Handlungsstrategien. Der ICN-Ethikkodex formuliert unmissverständlich: „Die Pflegefachperson schützt kontinuierlich die Privatsphäre und Würde der zu Pflegenden und geht vertraulich mit den Informationen über diese um“ (ICN, 2021). Gewaltschutz ist kein optionales Zusatzthema, sondern eine Kernaufgabe professioneller Pflege.

Unsere Verantwortung als Pflegepersonen

Als Pflegefachpersonen, Pflegefachassistent:innen, akademische Pflegefachpersonen, Fachkräfte der sozialen Betreuung und Therapeut:innen tragen wir eine besondere Verantwortung:

- Verantwortung für vulnerable Menschen: Wir begegnen täglich Menschen in Situationen der Abhängigkeit und Vulnerabilität. Diese Menschen vertrauen darauf, dass wir ihre körperliche und psychische Integrität wahren. Dieses Vertrauen dürfen wir nicht enttäuschen – weder durch eigene Grenzüberschreitungen noch durch Wegschauen, wenn andere Grenzen verletzen.
- Verantwortung füreinander: Gewaltschutz schließt den Schutz von Kolleg:innen, Auszubildenden und Studierenden mit ein. Wir haben die Pflicht, übergriffiges Verhalten gegenüber Mitarbeitenden zu erkennen, anzusprechen und zu unterbinden. Gleichzeitig müssen wir uns gegenseitig unterstützen, wenn wir selbst von sexualisierter Gewalt betroffen sind oder unter den psychischen Folgen der Konfrontation mit Gewalt leiden.
- Verantwortung für unsere Profession: Als Profession stehen wir in der Verantwortung, Strukturen zu schaffen, die Gewaltschutz ermöglichen. Das bedeutet: Gewaltschutzkonzepte entwickeln und leben, Beschwerdewege etablieren, Fort- und Weiterbildung anbieten, Reflexionsräume schaffen und eine Kultur der Achtsamkeit und des Respekts etablieren.

Der ICN-Ethikkodex bringt dies auf den Punkt: „Die Pflegefachperson handelt proaktiv, um die zu Pflegenden, Kolleg:innen und andere vor potentiell unsicheren, missbräuchlichen, unethischen oder illegalen Praxen zu schützen“ (ICN, 2021). Dies ist keine abstrakte Forderung, sondern eine handlungsleitende Verpflichtung für unseren Arbeitsalltag.

Was bleibt – und was noch zu tun ist

Dieses Buch kann und will keine abschließenden Antworten geben. Gewaltschutz ist kein einmaliges Projekt, sondern ein kontinuierlicher Prozess. Was aber bleibt, sind konkrete Handlungsstrategien, theoretisch fundiertes Wissen und die Ermutigung, nicht wegzuschauen. Die Praxisbeispiele aus unterschiedlichen Versorgungssettings haben gezeigt: Es gibt keine Patentlösung, aber es gibt wirksame Ansätze. Jede Einrichtung, jedes Team muss den eigenen Weg finden – angepasst an die spezifischen Rahmenbedingungen, die Zielgruppen und die Organisationskultur. Viel ist bereits geschehen: Gewaltschutz ist in den vergangenen Jahren verstärkt in den Fokus gerückt, Qualitätsstandards wurden entwickelt, rechtliche Rahmenbedingungen geschaffen.

Doch es bleibt viel zu tun

- Sensibilisierung intensivieren: Noch immer werden zu viele Übergriffe bagatellisiert, übersehen oder nicht als solche erkannt. Wir brauchen eine Kultur des Hinschauens statt des Wegsehens.
- Strukturen stärken: Gewaltschutz braucht Zeit, Personal und finanzielle Ressourcen. Einrichtungen müssen in die Lage versetzt werden, wirksame Schutzkonzepte zu implementieren und zu leben.
- Forschung vorantreiben: Wir brauchen mehr Forschung zu Prävalenz, Risikofaktoren, wirksamen Interventionen und langfristigen Folgen sexualisierter Gewalt in pflegerischen Settings. Nur evidenzbasiertes Wissen ermöglicht wirkungsvolle Prävention.
- Betroffene stärken: Menschen, die sexualisierte Gewalt erlebt haben, brauchen niedrigschwellige, kompetente Unterstützungsangebote. Und sie brauchen das Wissen, dass ihre Erfahrungen ernst genommen werden.
- Ausbildung verbessern: Gewaltschutz muss integraler Bestandteil aller pflegerischen und therapeutischen Ausbildungen werden – nicht als isoliertes Modul, sondern als durchgängiges Querschnittsthema.

Ein Appell zum Schluss

Wir möchten dieses Buch mit einem Appell schließen: Lassen Sie uns gemeinsam für gewaltfreie Pflege einstehen. Gewaltschutz mag manchmal unbequem sein, er mag uns mit schwierigen Situationen und unangenehmen Wahrheiten konfrontieren. Aber er ist nicht verhandelbar. Jede und jeder Einzelne von uns kann einen Beitrag leisten: durch achtsames Handeln im direkten Kontakt mit pflegebedürftigen Menschen, durch kollegiale Unterstützung, durch mutiges Ansprechen von Missständen, durch Mitarbeit an Gewaltschutzkonzepten oder durch die Bereitschaft, das eigene Handeln kritisch zu reflektieren. Pflege ist ein Beziehungsberuf. Diese Beziehungen tragen wir eine besondere Verantwortung – eine Verantwortung, die wir als Profession ernst nehmen müssen und wollen.

Der ICN-Ethikkodex endet mit den Worten: „Die Pflegefachperson wendet im Rahmen ihrer Möglichkeiten ihr Urteilsvermögen an und handelt entsprechend, wenn zu Pflegende, Kolleg:innen oder andere gefährdet sind" (ICN, 2021). Dieses Urteilsvermögen zu schärfen, die Handlungsfähigkeit zu stärken und den Mut zum Eingreifen zu fördern – das war unser Anliegen mit diesem Buch. Wenn es uns gelungen ist, Sie als Lesende dafür zu sensibilisieren, zu ermutigen und zu befähigen, dann hat dieses Buch seinen Zweck erfüllt.

Wir wünschen Ihnen die Kraft und den Mut, für gewaltfreie Pflege einzustehen – jeden Tag, in jeder Begegnung, in jedem pflegerischen Handeln.

Markus Witzmann, Hanna Batzoni und Christoph Müller

Literaturverzeichnis

Adler, M., Vincent-Hoper, S., Vaupel, C., Gregersen, S., Schablon, A. & Nienhaus, A. (2021). Sexual harassment by patients, clients, and residents: Investigating its prevalence, frequency and associations with impaired well-being among social and healthcare workers in Germany. International Journal of Environmental Research and Public Health, 18(3), 1486. https://doi.org/10.3390/ijerph18031486.

AGP Sozialforschung (2026). Rechtsfragen. Gesund und Gewaltsfrei. https://gesund-gewaltfrei.de/projektthemen/rechtsfragen.

Ahrendt, M., Bubach, B., Franzen, M., Greiner, S. Kania, T. Kiel, H. et al. (2024): Erfurter Kommentar zum Arbeitsrecht (24., neu bearbeitete Auflage). Hg. v. Rudi Müller-Glöge, Ulrich Preis, Inken Gallner und Ingrid Schmidt. München: C.H. Beck (Beck-Online Bücher, Band 51). Online verfügbar unter https://beck-online.beck.de/?vpath=bibdata/komm/ErfKoArbR_24/cont/ErfKoArbR.htm.

Ahrens, Elke (2026): Kultursensible Pflege. Praxishandbuch zur interkulturellen Öffnung im Pflegealltag. Kohlhammer.

Allroggen, M., & Hoffmann, U. (2023). Allgemeine Aspekte eines Schutzkonzeptes in medizinischen Einrichtungen für Kinder und Jugendliche. In M. Allroggen, J. Fegert, E. König, M. Rassenhofer & U. Hoffmann (Hrsg.), Schutzkonzepte gegen sexualisierte Gewalt in medizinischen Einrichtungen für Kinder und Jugendliche (pp. 9–19). Berlin, Springer. https://doi.org/10.1007/978-3-662-64461-4_2.

American Nurses Association. (2019). Workplace violence in nursing: Dangerous & underreported. https://www.nursingworld.org/practice-policy/work-environment/wpv/workplace-violence/.

American Nurses Association (2025). Code of Ethics for Nurses. https://codeofethics.ana.org/home.

American Nurses Association. (2019). ANA Position Statement on Workplace Violence. https://www.nursingworld.org/practice-policy/nursing-excellence/official-position-statements/id/workplace-violence/

Antidiskriminierungsstelle des Bundes. (2025). Diskriminierungsformen. https://www.antidiskriminierungsstelle.de/.

Arnetz, J. E., Baker, N., Arble, E. & Arnetz, B. B. (2024). Workplace violence, work-related exhaustion, and cognitive failure among nurses. Journal of Advanced Nursing, 8(1), 271–285.

Aronson, P. & Mahler, C. (2016): Menschenrechte in der Pflegepraxis. Herausforderungen und Lösungsansätze in Pflegeheimen. Deutsches Institut für Menschenrechte. Berlin. http://www.institut-fuer-menschenrechte.de/fileadmin/Redaktion/Publikationen/Analyse_Studie/Analyse_Menschen rechte_in_der_Pflegepraxis_26Sep2016.pdf.

Asseervatham, R. A., Eng, S., Eang, S., Tuot, S.& Yi, S. (2023). Barriers and facilitators of post-violence help-seeking behavior among 21–49-year-old transgender women in Phnom Penh: A qualitative study. International Journal of Transgender Health, 24(4), 368–380. https://doi.org/10.1080/26895269.2021.1985677.

Barling, J., Rogers, A.G., & Kelloway, E.K. (2001): Behind closed doors: In-home workers' experience of sexual harassment and workplace violence. Journal of Occupational Health Psychology, 6 (3), S. 255–269. DOI: 10.1037/1076-8998.6.3.255.

Bartholomeyczik, S. & Müller, E. (2022). *Pflegeassessment bei Verdacht auf Gewalt und Missbrauch*. Hogrefe.

Batzoni, H., Kutsch, E. & Witzmann, M. (2021). Gewaltphänomene in der Pflege – Mitarbeiterresilienz und strukturelle Interventionen in Pflegeeinrichtungen. Pflege Professionell, 23, 5–15.

Batzoni, H. & Witzmann, M. (2021). Arbeiten in bayerischen Pflegeheimen – Mehr Belastungen und Gewalt als gedacht? Pflege Professionell, 25, 45–50.

Batzoni, H. (2025). Begleitung und Begegnung, wenn kaum etwas möglich ist. In M. Witzmann & C. Müller (Hrsg.), Akutpsychiatrische Pflege. Praxishandbuch für Pflegefachpersonen, Fachpflege und ANPs (S. 181–192). Hogrefe.

Bayerische Staatskanzlei (2023). Bayern.Recht. PfleWoqG: Gesetz zur Regelung der Pflege-, Betreuungs- und Wohnqualität im Alter und bei Behinderung (Pflege- und Wohnqualitätsgesetz – PfleWoqG) Vom 8. Juli 2008 (GVBl. S. 346) BayRS 2170-5-G (Art. 1–26)—Bürgerservice. https://www.gesetze-bayern.de/Content/Document/BayPfleWoqG

Beadle, E. S., Walecka, A., Sangam, A.V., Moorhouse, J., Winter, M., Wild, H.M., Trivedi, D. & Casarin, A. (2024). Triggers and factors associated with moral distress and moral injury in health and social care workers: A systematic review of qualitative studies. PloS one, 19(6), e0303013.

Beauchamp, T. L. & Childress, J. F. (2019 [1979]). Principles of Biomedical Ethics (8th ed.). Oxford University Press.

Beauchamp, T. L., & Childress, J. F. (2024). Prinzipien der Bioethik. Verlag Karl Alber.

Bedera, N., Nordmeyer, K. & Holland, K. J. (2023). I could never tell my parents": barriers to queer women's college sexual assault disclosure to family members. Violence Against Women, 29(5), 800–816. https://doi.org/10.1177/10778012221101920.

Bennett, N., & O'Donohue, W. (2014). The construct of grooming in child sexual abuse: Conceptual and measurement issues. Journal of Child Sexual Abuse, 23(8), 957–976. https://doi.org/10.1080/10538712.2014.960632

Bereswill, M. (2018). Sexualisierte Gewalt und Männlichkeit – Ausblendungen und einseitige Zuschreibungen. In A. Retkowski, A. Treibel, & E. Tuider (Hrsg.), Handbuch Sexualisierte Gewalt und pädagogische Kontexte. Theorie, Forschung, Praxis (S. 111–118). Beltz.

Bergemann, L. (2022). Menschenrechte in der Psychiatrie. Kohlhammer.

Bergmann, A. & Köpke, S. (2024). Die Rolle Pflegender in der Prävention von Gewalt. In: Zentrum für Qualität in der Pflege (Hrsg.), Gewaltprävention in der stationären Langzeitpflege (S. 95–110). Eigenverlag. https://doi.org/10.71059/VCKV3150.

Berufsgenossenschaft für Gesundheitsdienst und Wohlfahrtspflege (BGW). (2021). Sexuelle Belästigung und Gewalt gegenüber Beschäftigten in Pflege- und Betreuungsberufen. BGW.

Berufsgenossenschaft für Gesundheitsdienst und Wohlfahrtspflege (2025). Interventionen zur Gewaltprävention für Pflegeauszubildende und Studierende – eine Literaturstudie. https://www.bgw-online.de/bgw-online-de/themen/gesund-im-betrieb/umgang-mit-gewalt/interventionen-zur-gewaltpraevention-fuer-pflegeauszubildende-und-studierende-eine-literaturstudie-118032.

Biller-Adorno, N. (2021). Fürsorgeethik (Ethics of Care). In: N. Biller-Adorno, S. Monteverde, T. Krone, & T. Eichinger (Hrsg.), *Medizinethik*. Springer.

Blättner, B. & Grundel, A. (2018). Gewaltprävention: Konzepte frühzeitig entwickeln und umsetzen. Pflegezeitschrift, 71(4), 34–36. https://doi.org/10.1007/s41906-018-0449-1

BKA (2024). PKS 2024 – Falltabellen. https://www.bka.de/DE/AktuelleInformationen/StatistikenLagebilder/PolizeilicheKriminalstatistik/PKS2024/PKSTabellen/BundFalltabellen/bundfalltabellen.html?nn=24086.

Bundeskriminalamt (BKA). (2026). LeSuBiA – Lebenssituation, Sicherheit und Belastung im Alltag. Dunkelfeldstudie zu Gewalterfahrungen in Deutschland. Bundeskriminalamt.

Bogerts, B. (2021). Woher kommt Gewalt? Springer.

Borrow, S., Munns, A. & Henderson S (2011). Community-based child health nurses: an exploration of current practice. Contemp Nurse, 40(1), 71–86. https://doi.org/10.5172/conu.2011.40.1.71

Bourbonnais, A., Ducharme, F. & Landreville, P. (2020). Sexually disinhibited behaviors in long-term care: Responding to ethical challenges. Journal of Gerontological Nursing, 46(4), 21–30. https://doi.org/10.3928/00989134-20200302-03.

Bourdieu, P. & Passeron, J.-C. (1970). La reproduction. Editions de Minuit.

Bundesamt für Sicherheit in der Informationstechnik (Hrsg.) (2025). Digitale Gewalt. https://www.bsi.bund.de/DE/Themen/Verbraucherinnen-und-Verbraucher/Cyber-Sicherheitslage/Methoden-der-Cyber-Kriminalitaet/Digitale-Gewalt/digitale-gewalt_node.html.

Bundeszentrale für gesundheitliche Aufklärung. (2021). Gesundheitsförderung mit Geflüchteten – Leitfaden. BZgA.

Brandenburg, H. & Dorschner, S. (2023). *Advanced Practice Nursing in der Pflegeethik*. Beltz.

Bundesministerium für Arbeit und Soziales (BMAS) (Hrsg.) (2025). Wegweiser Gewaltschutz des Arbeitskreises Gewaltschutz für Menschen mit Behinderungen. BMAS. Wegweiser Gewaltschutz des Arbeitskreises Gewaltschutz für Menschen mit Behinderungen – BMAS.

Bundesministerium für Familie, Senioren, Frauen und Jugend. (2025). Formen der Gewalt erkennen. https://www.bmbfsfj.bund.de/bmbfsfj/themen/gleichstellung/frauen-vor-gewalt-schuetzen/haeusliche-gewalt/formen-der-gewalt-erkennen-80642.

Bundesministerium für Familie, Senioren, Frauen und Jugend (BMFSFJ). (2012). Lebenssituation und Belastungen von Frauen mit Beeinträchtigungen und Behinderungen in Deutschland. Universität Bielefeld.

Bundesministerium für Familie, Senioren, Frauen und Jugend (BMFSFJ). (2019). Charta der Rechte hilfe- und pflegebedürftiger Menschen (4., überarb. Aufl.). BMFSFJ.

Bundesministerium der Justiz und für Verbraucherschutz (Hrsg.) (2017). Gesetz zu dem Übereinkommen des Europarats vom 11. Mai 2011 zur Verhütung und Bekämpfung von Gewalt gegen Frauen und häuslicher Gewalt. https://www.bgbl.de/xaver/bgbl/start.xav?startbk=Bundesanzeiger_BGBl&jumpTo=bgbl217s1026.pdf#__bgbl__%2F%2F*%5B%40attr_id%3D%27bgbl217019.pdf%27%5D__1713976203143.

Burlison, J. D., Quillivan, R. R., Scott, S. D., Johnson, S. & Hoffman, J. M. (2021). The Effects of the Second Victim Phenomenon on Work-Related Outcomes: Connecting Self-Reported Caregiver Distress to Turnover Intentions and Absenteeism. Journal of Patient Safety, 17(3), 195–199. https://doi.org/10.1097/PTS.0000000000000301.

Busch, I. M., Moretti, F., Campagna, I., Benoni, R., Tardivo, S., Wu, A. W. & Rimondini, M. (2021). Promoting the Psychological Well-Being of Healthcare Providers Facing the Burden of Adverse Events: A Systematic Review of Second Victim Support Resources. International Journal of Environmental Research and Public Health, 18(10), 5080. https://doi.org/10.3390/ijerph18105080.

Busch, I. M., Moretti, F., Purgato, M., Barbui, C., Wu, A. W. & Rimondini, M. (2020). Psychological and Psychosomatic Symptoms of Second Victims of Adverse Events: A Systematic Review and Meta-Analysis. Journal of Patient Safety, 16(2), e61-e74. https://doi.org/10.1097/PTS.0000000000000589.

Büthe, S. (2019). Sexuelle Übergriffe in der Pflege. Mabuse.

Butler, J. (2004). *Precarious life: The powers of mourning and violence.* Verso.

Büscher, A. & Bührlen, B. (2020). *Pflegemodelle und ihre Anwendung in der Pflegepraxis.* Kohlhammer.

Cagney, J., Spencer, C., Flor, L., Herbert, M., Khalil, M., O'Connell, E., Mullany, E., Bustreo, F., Singh Chandan, J., Metheny, N., Knau,l F. & Gakidou, E. (2025). Prevalence of sexual violence against children and age at first exposure: a global analysis by location, age, and sex (1990–2023). The Lancet, 405(10492), 1817–1836. https://doi.org/10.1016/S0140-6736(25)00311-3.

Caritasverband für die Erzdiözese Bamberg e. V. (Hrsg.) (2024). Institutioneller Gewaltschutz in der Caritas. Rahmenkonzept und Manual, Version 4. dicv_Broschuere_Gewaltschutz_DINA4_v3-mit-Anhang.indd.

Chackal, T. & Mitchell, C. (2025). Violence facing nurses and the threats they pose to autonomy and justice. Nursing ethics, 32(5), 1579–1590.

Chang, T. S., Teng, Y. K., Chien, S. Y. & Tzeng, Y. L. (2021). Use of an interactive multimedia e-book to improve nursing students' sexual harassment prevention knowledge, prevention strategies, coping behavior, and learning motivation: A randomized controlled study. Nurse Education Today, 105, 104883. https://doi.org/10.1016/j.nedt.2021.104883.

Chen, L. P., Murad, M. H., Paras, M. L., Colbenson, K. M., Sattler, A. L., Goranson, E. N., Elamin, Richard J. Seime, M. B., Shinozaki G., Prokop, L. J. & Zirakzadeh, A. (2010). Sexual abuse and lifetime diagnosis of psychiatric disorders: Systematic review and meta-analysis. Mayo Clinic Proceedings, 85(7), 618–629. https://doi.org/10.4065/mcp.2009.0583.

Clark, C. M., Kane, D. J., Rajacich, D. L. & Lafreniere, K. D. (2012). Bullying in undergraduate clinical nursing education. Journal of Nursing Education, 51(5), 269–276. https://doi.org/10.3928/01484834-20120409-01.

Conradi, E. (2001). Take Care. Grundlagen einer Ethik der Achtsamkeit. Campus Verlag.

Copeland, D. & Arnold, T. (2021). The moral dilemma of interpreting workplace violence. Nursing Ethics, 28(5), 786–799.

Courtney-Pratt, H., Pich, J., Levett-Jones, T. & Moxey, A. (2018). „I was yelled at, intimidated and treated unfairly“: Nursing students' experiences of being bullied in clinical and academic settings. Journal of Clinical Nursing, 27(5–6), e903–e912. https://doi.org/10.1111/jocn.14015.

Dafny, H. A., McCloud, C., Pearson, V., Brown, S., Phillips, C., Waheed, N., Freeling, M., Parry, Y. K., & Champion, S. (2023). Nursing students' experience of workplace violence in clinical practice: A qualitative systematic review. Journal of Clinical Nursing, 32(17–18), 6136–6164. https://doi.org/10.1111/jocn.16724

Darmann-Finck, I., & Reuschenbach, B. (2018). Qualität und Qualifikation: Schwerpunkt Akademisierung der Pflege. In K. Jacobs, A. Kuhlmey, S. Greß, J. Klauber & A. Schwinger (Hrsg.), Pflege-Report 2018. Qualität in der Pflege (S. 163–170). Springer. https://doi.org/10.1007/978-3-662-56822-4_15

Davis, D. A., Morales, G. J., Ridgeway, K., Mendizabal, M., Lanham, M., Dayton, R., Cooke, J., Santi, K. & Evens, E. (2020). The health impacts of violence perpetrated by police, military and other public security forces on gay, bisexual and other men who have sex with men in El Salvador. Culture, Health and Sexuality, 22(2), 217–232. https://doi.org/10.1080/13691058.20 19.1582801.

de Heer, B., Brown, M. & Cheney, J. (2021). Sexual consent and communication among the sexual minoritized: The role of heteronormative sex education, trauma, and dual identities. Feminist Criminology, 16(5), 701–721. https://doi.org/10.1177/15570851211034560.

Depauli, C. & Plaute, W. (2016). Sexuelle Übergriffe und Belästigungen. Stopp! Ich möchte das nicht! Die Schwester/Der Pfleger. https://www.bibliomed-pflege.de/sp/artikel/24000-stopp-ich-moechte-das-nicht.

Der Beauftragte der Bundesregierung für die Belange von Menschen mit Behinderungen (Hrsg.) (2024). UN-Behindertenrechtskonvention. https://www.behindertenbeauftragter.de/DE/AS/rechtliches/un-brk/un-brk-node.html

Deutscher Berufsverband für Pflegeberufe – DBfK Bundesverband e. V. (2025). Schulgesundheitspflege. https://dbfk.de/de/berufspolitik/schulgesundheits pflege/index.php.

Deutscher Berufsverband für Pflegeberufe (DBfK), Österreichischer Gesundheits- und Krankenpflegeverband (ÖGKV) & Schweizer Berufsverband der Pflegefachfrauen und Pflegefachmänner (SBK). (2019). Advanced Practice Nursing (4. Aufl.). DBfK.

Deutscher Bundestag (Hg.) (2016): Deutscher Bundestag 18. Wahlperiode. Drucksache 18/9097. Beschlussempfehlung und Bericht des Ausschusses für Recht und Verbraucherschutz (6. Ausschuss). Deutscher Bundestag.

Deutscher Ethikrat (2024). Hilfe durch Zwang? Eigeverlag.

Deutsche Gesellschaft für Gerontologie; Deutsche Gesellschaft für Psychiatrie & Deutsche Gesellschaft für Neurologie (Hg.) (2020). Einwilligung von Menschen mit Demenz in medizinische Maßnahmen. Interdisziplinäre S2k-Leitlinie für die medizinische Praxis. Kohlhammer.

Deutsches Institut für Menschenrechte (DIMR) (2024). Istanbul-Konvention. https://www.institut-fuer-menschenrechte.de/menschenrechtsschutz/europarat/menschenrechtsabkommen-des-europarats/istanbul-konvention.

Die Beauftragte der Bundesregierung für Migration, Flüchtlinge und Integration (2026). Schutz vor Diskriminierung. https://www.integrationsbeauftragte.de/.

Domenig, D. (2021). Transkulturelle und transkategoriale Kompetenz. Lehrbuch zum Umgang mit Vielfalt, Verschiedenheit und Diversity für Pflege-, Gesundheits- und Sozialberufe (3. Aufl.). Hogrefe.

Dreßing, H., Dittmann, V., Salize, H.-J., Schmitt, E., & Häfner, H. (2024). Nationale Dunkelfeldstudie zu sexualisierter Gewalt gegen Kinder und Jugendliche. Zentralinstitut für Seelische Gesundheit/Deutsches Zentrum für Psychische Gesundheit. https://www.zi-mannheim.de

Edwards, K. M., Mauer, V. A., Huff, M., Farquhar-Leicester, A., Sutton, T. E., & Ullman, S. E. (2023). Disclosure of sexual assault among sexual and gender minorities: A systematic literature review. Trauma, Violence, & Abuse, 24(3), 1608–1623. https://doi.org/10.1177/15248380211073842 Sage Journals

Eggert, S., Haeger, M., Teubner, C. & Wagner, P. (2024). Sexuelle/sexualisierte Gewalt in Langzeitpflegeeinrichtungen. In: Zentrum für Qualität in der Pflege (Hrsg.), Gewaltprävention in der stationären Langzeitpflege (S. 21–34). Eigenverlag. https://doi.org/10.71059/BPRK1787.

Eggert, S., Schnapp, P. & Sulmann, D. & Zentrum für Qualität in der Pflege (ZQP) (2017). ZQP-Analyse: Gewalt in der stationären Langzeitpflege. https://www.zqp.de/wp-content/uploads/ZQP-Analyse-Gewalt-Stationaere Pflege.pdf

El-Nawab, S. (2021): Die Stressoren vermeiden. Was ist Gewalt und wo fängt sie an? Das Caritas Alten-und Pflegeheim St.Michael in Mainburg ist seit Oktober 2020 am Projekt „Pflege in Bayern – Gesund und gewaltfrei" zur Gesundheitsförderung und Gewaltprävention in Pflegeheimen beteiligt. Über erste Erfahrungen und die bedeutsame Rolle von Kommunikation berichtet Pflegedienstleiter Manuel Scholz. Altenheim. Lösungen fürs Management, 60 (6),28–29.

Engelfried, C. (1997). Sexualisierte Gewalt. Männer als Täter und Opfer. Frankfurt a. M.: Fachhochschulverlag.)

Falk-Rafael, A., & Betker, C. (2022). Witnessing and confronting sexual violence in nursing practice. *Nursing Ethics*, 29(2), 412–427. https://doi.org/10.1177/09697330211035956.

Fenchel, V. (2021). Theorieansätze in der Gerontologischen Pflege. In H. Brandenburg & S. Dorschner (Hrsg.), Pflegewissenschaft 1 (S. 314–328). Hogrefe. https://doi.org/10.1024/86086-000.

Figley, C. (2002). Mitgefühlserschöpfung – Der Preis des Helfens. In B. H. Stamm (Hrsg.), Sekundäre Traumastörungen – Wie Kliniker, Forscher & Erzieher sich vor traumatischen Auswirkungen ihrer Arbeit schützen können (S. 41–60). Junfermann.

Filbert, K. M. (2018). Nursing home abuse. Springer.

Fischer, Thomas (2024): Strafgesetzbuch mit Nebengesetzen. 71. Auflage. München: Beck (Beck'sche Kurz-Kommentare, 10).

Fischer, G. & Riedesser, P. (2020). Lehrbuch der Psychotraumatologie (5. aktualisierte und erweiterte Auflage). Reinhardt. https://doi.org/10.36198/978 3838587691.

Forkey, H., Szilagyi, M., Kelly, E. T. & Duffee, J. (2021). Trauma-informed care. Pediatrics, 148(2), e2021052580. https://doi.org/10.1542/peds.2021-052580.

Frankfurt, H. G. (2017). *Taking ourselves seriously & getting it right*. Stanford University Press.

Freck, S. (2021). Prävention von und Umgang mit Gewalt und sexualisierter Gewalt. In T. Hecker, M. Jung-Lübke, & S. Freck (Hrsg.), Gewaltprävention in Pflege und Betreuung: Gefahren erkennen, konsequent handeln und deeskalieren. Mit dem Schutzkonzept für Ihre Mitarbeiter*innen (S. 14–15). Schlütersche.

Freestone, J., Bourne, A., Layard, E., Prestage, G., Murray, J. & Siefried, K. J. (2022). Playing at the edges, navigating sexual boundaries, and narrating sexual distress; Practices and perspectives of sexuality and gender diverse people who use GHB. International Journal of Drug Policy, 108, 103811. https://doi.org/10.1016/j.drugpo.2022.103811.

Freestone, J., Prestage, G., Bourne, A., Ezard, N., Race, K., Nedanoski, A., Murray, J. & Siefried, K. J. (2022). Controlling for pleasure and risk: The experiences of sexuality and gender diverse people who use GHB. International Journal of Drug Policy, 105, 103747. https://doi.org/10.1016/j.drugpo.2022.103747.

Fricker, M. (2023). Epistemische Ungerechtigkeit. C. H. Beck.

Friesacher, H. (2022). *Leibliche Kommunikation in der Pflege: Konzept der somatischen Aufmerksamkeit*. Mabuse.

Galtung, J. (1975). Strukturelle Gewalt. Rowohlt.

Gaspar, M., Skakoon-Sparling, S., Adam, B. D., Brennan, D. J., Lachowsky, N. J., Cox, J., Moore, D., Hart, T. A. & Grace, D. (2021). „You're gay, it's just what happens": Sexual minority men recounting experiences of unwanted sex in the era of MeToo. Journal of Sex Research, 58(9), 1205–1214. https://doi.org/10.1080/00224499.2021.1962236.

Gatterer, G. (2019). Sexuelle Gesundheit und Demenz. In D. Gebhard & E. Mir (Hrsg.), *Gesundheitsförderung und Prävention für Menschen mit Demenz* (S. 211–224). Springer. https://doi.org/10.1007/978-3-662-58130-8_14.

Gather, J., Henking, T., Kohnen, M. & Morciniec, P. (2021). *Ethical decision making in caring professions*. Routledge

Giese, C. (2019). Antinomie statt Autonomie: Iris Marion Youngs Theorie der „Fünf Formen der Unterdrückung" als Beitrag zum Verständnis der Widersprüche der Pflege- und Pflegebildungspolitik. *Ethik in der Medizin*, 31(4), 305–323. https://doi.org/10.1007/s00481-019-00546-1.

Giese C. (2025). Pflegeethik: Assistierter Suizid – pflegeethische Perspektiven. In: Assistierter Suizid. Ein Thema in der Pflege? De Gruyter Oldenbourg, 3–30. https://doi.org/10.1515/9783111371795-001.

GKV-Spitzenverband (2023). Leitfaden Prävention in stationären Pflegeeinrichtungen nach § 5 SGB XI in der Fassung vom 28.09.2023. https://www.gkv-spitzenverband.de/media/dokumente/pflegeversicherung/Leitfaden_Pravention_Pflege_2023_barrierefrei.pdf.

GKV-Spitzenverband (2024). Leitfaden Prävention Handlungsfelder und Kriterien nach § 20 Abs. 2 SGB V zur Umsetzung der §§ 20, 20a und 20b SGB V vom 21. Juni 2000 in der Fassung vom 19. 12.2024. https://www.gkv-spitzenverband.de/media/dokumente/krankenversicherung_1/praevention__selbsthilfe__beratung/praevention/praevention_leitfaden/2024-12-19_GKV-Leitfaden_Praevention_barrierefrei.pdfGoffman, E. (1973 [1961]). Asyle. Suhrkamp.

Görgen, T. (2006). „Als ob ich am Markt ein Stück Fleisch kaufe ..." – Zur Problematik der sexuellen Viktimisierung in Pflegebeziehungen. *Zeitschrift für Gerontologie und Geriatrie*, 39(5), 366–371. https://doi.org/10.1007/s00391-006-0402-7.

Görgen, T., Gerlach, A., Nowak, S., Reinelt-Ferber, A., Jadzewski, S. & Taefi, A. (2020). Aggressives Handeln unter Bewohner*innenstationärer Altenhilfeeinrichtungen. Bundesministerium für Familie, Senioren, Frauen und Jugend.

Görgen, T., Nowak, S., Reinelt-Ferber, A., Jadzewski, S., Taefi, A., Gerlach, A. & Heydenbluth, C. (2020). Aggressives Handeln unter Bewohner*innen stationärer Altenhilfeeinrichtungen als Herausforderung für die pflegerische Aus- und Fortbildung. https://www.zqp.de/wp-content/uploads/Abschluss bericht_DHPol_Prävention_Gewalt_zwischen_Heimbewohnern.pdf.

Gräske, J., Koppe, L., Wickede, V. von, Schiller, F. & Schulz, C. (2025). Nurses' experience of violence and post-traumatic stress disorder in Germany: a cross-sectional study. Journal of Research in Nursing, Artikel 17449871251382431. Vorab-Onlinepublikation. https://doi.org/10.1177/17449871251382431.

Gregersen, S., Schambortski, H. (2024). Gewaltunfälle im Gesundheitswesen. ASU Zeitschrift für medizinische Prävention, 12(2024), 59–60.

Großkopf, V. & Klein, H. (2021). *Intimität und Scham in der professionellen Pflege*. Kohlhammer.

Grossmann, K. E. & Grossmann, K. (2009). Bindung und menschliche Entwicklung: John Bowlby, Mary Ainsworth und die Grundlagen der Bindungstheorie. Klett-Cotta.

Grüneberg, Ch.; Ellenberger, J.; Götz, I.; Herrler, S.; Pückler, R. von; Retzlaff, B. et al. (2025): Bürgerliches Gesetzbuch. Mit Nebengesetzen: insbesondere mit Einführungsgesetz (Auszug) einschließlich Rom I-, Rom II- und Rom III-Verordnungen sowie EU-Güterrechtsverordnungen, Haager Unterhaltsprotokoll und EU-Erbrechtsverordnung, Allgemeines Gleichbehandlungsgesetz (Auszug), Wohn- und Betreuungsvertragsgesetz (GrünHome), Unterlassungsklagengesetz (GrünHome), Produkthaftungsgesetz, Erbbaurechtsgesetz, Wohnungseigentumsgesetz, Versorgungsausgleichsgesetz, Lebenspartnerschaftsgesetz (GrünHome), Gewaltschutzgesetz. 84., neubearbeitete Auflage, [Ausgabe mit Grüneberg-Karte 2025]. München: C. H. Beck (Beck'sche Kurz Kommentare, Band 7).

Hahn, S., Müller, M., Hantikainen, V., Kok, G., Dassen, T. & Halfens, R.J.G. (2012). Risk factors associated with patient and visitor violence in general hospitals: Results of multiple regression analysis. International Journal of Nursing Studies, 49(4), 464–474. https://doi.org/10.1016/j.ijnurstu.2012.09.018.

Habermas, J. (1983). *Moralbewusstsein und kommunikatives Handeln*. Suhrkamp.

Hallett, N., Gayton, A., Dickenson, R., Franckel, M. & Dickens, G. L. (2023). Student nurses' experiences of workplace violence: A mixed methods systematic review and meta-analysis. Nurse Education Today, 128, 105848. https://doi.org/10.1016/j.nedt.2023.105848.

Haubner, T. (2017). Die Ausbeutung der sorgenden *Gemeinschaft: Laienpflege in Deutschland.* Campus.

Haubrock, M. & Steinhagen, S. (2023). *Sexualisierte Gewalt im Pflegekontext.* Kohlhammer.

Harding, S. (2018). *The feminist standpoint theory reader.* Routledge.

Harding, L., Davison-Fischer, J., Bekaert, S. & Appleton, J. V. (2019). The role of the school nurse in protecting children and young people from maltreatment: An integrative review of the literature. International journal of nursing studies, 92, 60–72. https://doi.org/10.1016/j.ijnurstu.2018.12.017.

Harris, R. Klie, T. & Ramin, E. (1995): Heime zum Leben. Wege zur bewohnerorientierten Qualitätssicherung. Vincentz Network.

Heidrich, C., Jarisch, H., Kix, H., Küfner, S., Pude, W., Richter, D. & Stranzinger, J.; Berufsgenossenschaft für Gesundheitsdienst und Wohlfahrtspflege (BGW) & Deutsche Gesetzliche Unfallversicherung (DGUV) (Hrsg.) (2019). Prävention von Gewalt und Aggression gegen Beschäftigte. Handlungshilfe für Arbeitgeber und Arbeitgeberinnen (DGUV Information 207–225). https://www.bgw-online.de/resource/blob/14706/647009691c0bf1d8502fce2b2a3befeb/bgw08-00-070-praevention-von-gewalt-und-aggression-data.pdf.

Heiliger, A. (2000). Täterstrategien und Prävention. Sexueller Missbrauch an Mädchen innerhalb familialer und familienähnlicher Strukturen. Frauenoffensive.

Heimann, R. & Fritzsche, J. (2023). Gewaltprävention und Eigensicherung im öffentlichen Dienst. Gefahrenpotenziale erkennen, einschätzen und entschärfen. Richard Boorberg.

Heinemann, S., Klie, T. & Gräff, J. (2020). *Ethische Dilemmata in der pflegerischen Praxis.* Medhochzwei.

Herrmann, B., Dettmeyer, R. B., Banaschak, S. & Thyen, U. (2016). Kindesmisshandlung: medizinische Diagnostik, Intervention und rechtliche Grundlagen. Springer.

Heislbetz, C., Klie, T., Witzmann, M., Batzoni, H., Götz, V., Nebel, H. & Rischard, P. (2023). Pflege in Bayern. Gesund + gewaltfrei: Gesundheitsförderung und Gewaltprävention in Pflegeheimen, Abschlussbericht, Prozess und Ergebnisse. https://doi.org/10.60948/OPUS-485.

Hirsch, R. D. & Brendebach, C. (1999). Gewalt gegen alte Menschen in der Familie: Untersuchungsergebnisse der „Bonner HsM-Studie". *Zeitschrift für Gerontologie und Geriatrie*, 32(6), 449–455. https://doi.org/10.1007/s00 3910050140.

Hirsch, R. (2017). Zuhause kann es größte Zuwendung geben, aber auch vielschichtige Formen von Gewalt. In Zentrum für Qualität in der Pflege (Hrsg.), ZQP-Report Gewaltprävention in der Pflege (S. 44–49). Eigenverlag. https://doi.org/10.71059/CETR9797.

Hirsch, R. D. (2018). Gewalt gegen alte Menschen. Geriatrie-Report, 13(2), 6–8. https://doi.org/10.1007/s42090-018-0093-3

Hirt, J., Adlbrecht, L., Heinrich, S. & Zeller, A. (2022). Staff-to-resident abuse in nursing homes. BMC Geriatrics, 22(1), 563. https://doi.org/10.1186/s12877-022-03243-9.

Hoffmann, U., Fegert, J. M., König, E., Maier, A. & Herberhold, M. (2021). Entwicklung von Schutzkonzepten gegen (sexuelle) Gewalt im medizinisch-therapeutischen Bereich. Kindheit und Entwicklung. https://doi.org/10.1026/0942-5403/a000356

Honda, C., Yoshioka-Maeda, K. & Iwasaki-Motegi, R. (2020). Child abuse and neglect prevention by public health nurses during the COVID-19 pandemic in Japan. Journal of advanced nursing, 76(11), 2792. https://doi.org/10.1111/jan.14526

Hoven, E. (2020): Das neue Sexualstrafrecht – Ein Überblick. NStZ, (10), 578–586.

Hülsken-Giesler, M. & Daxberger, S. (2022). Bedeutung ethischer Reflexionsräume für die moralische Resilienz von Pflegenden. *Pflegewissenschaft*, 24(3), 138–149.

ICN – International Council of Nurses (2021). The ICN Code of Ethics for Nurses. Eigenverlag.

International Labour Organization (2019). Sexual harassment in the world of work. ILO. https://www.ilo.org/media/10091/download.

Jansen, T. L., Hem, M. H., Damboldt, L. J. & Hanssen, I. et al. (2020). Moral distress in acute psychiatric nursing – Multifaceted dilemmas and demands. Nursing ethics, 27(5), 1315–1326.

Jackson, M. A., Valentine, S. E., Woodward, E. N., & Pantalone, D. W. (2017). Secondary victimization of sexual minority men following disclosure of sexual assault: „Victimizing me all over again ….". Sexuality Research and Social Policy, 14(3), 275–288. https://doi.org/10.1007/s13178-016-0249-6.

Jarchow, A. M., Deis, N., Haasenritter, J., Sassen, M., Rüter, J., Möller, R., Schmid, M., Kuss, K., Gesell-Dönges, G., Baum, E., Rakebrandt, A., Weiss, M., Burnus, M., Müller, B. S., & Gerlach, F. M. (2022). Implementation of a complex intervention to improve interprofessional collaboration in primary care. Trials, 23(1), 561. https://doi.org/10.1186/s13063-022-06506-7

Jeong, Y. & Lee, K. (2020). The development and effectiveness of a clinical training violence prevention program for nursing students. International Journal of Environmental Research and Public Health, 17(11), 4004. https://doi.org/10.3390/ijerph17114004.

Johannesen, M., & LoGiudice, D. (2013). Elder abuse: A systematic review of risk factors in community-dwelling elders. *Age and Ageing*, 42(3), 292–298. https://doi.org/10.1093/ageing/afs195.

Jolliffe, D., & Farrington, D. P. (2004). Empathy and offending: A systematic review and meta-analysis. Aggression and Violent Behavior, 9(5), 441–476. 10.1016/j.avb.2003.03.001.

Jungnitz, L., Neise, M., Brucker, U., Kimmel, A.; Zank, S. & Medizinischer Dienst des Spitzenverbandes Bund der Krankenkassen e. V. (MDS) (Hrsg.) (2017). Abschlussbericht. Gewaltfreie Pflege. Prävention von Gewalt gegen Ältere in der pflegerischen Langzeitversorgung. 090418_Abschlussbericht_Projekt_GfP_Final.pdf.

Kant, I. (1978 [1785]). Grundlegung zur Metaphysik der Sitten.Bd. 4. de Gruyter.

Kahsay, W. G., Negarandeh, R., Dehghan Nayeri, N. & Hasanpour, M. (2020). Sexual harassment against female nurses: A systematic review. BMC Nursing, 19, 58. https://doi.org/10.1186/s12912-020-00450-w.

Kent, S., Dowling, M. & Byrne, G. (2011). Community nurses' child protection role: views of public health nurses in Ireland. Community Pract, 84(11), 33–6.

Kersting, K. (2016): „Coolout" in der Pflege. Eine Studie zur moralischen Desensibilisierung. (4. Aufl.). Mabuse.

Kersting, K. & Meisterernst, S. (2020): In Widersprüchen denken lernen. Bedeutung von Coolout in der Pflege. Die Schwester/Der Pfleger, 59(8), 70–73.

Kettner, M. (2020). *Organisationsethik: Handlungsanweisungen für die Praxis*. Springer.

Kienzle, T., Kotschenreuther, S. & Farnkopf, B. (2020). Aggression in der Pflege (9. Aufl.). Kohlhammer.

Kindhäuser, U. & Schramm, E. (2023). Strafrecht Besonderer Teil 1. Straftaten gegen Persönlichkeitsrechte, Staat und Gesellschaf (11. Aufl.). Baden-Baden: Nomos (NomosLehrbuch, 1).

Kim, B. & Choi, S. (2025). The role of nurses in child abuse situations: An integrative review. Child Health Nursing Research, 31(1), 4–14.https://doi.org/10.4094/chnr.2024.022.

Kitwood, T. (2008). Demenz. Der person-zentrierte Ansatz im Umgang mit verwirrten Menschen (5. Aufl., M. Müller-Hergl, Übers.). Hans Huber. (Originalwerk 1997: Dementia Reconsidered)

Kitwood, T. (2019). *Dementia reconsidered, revisited: The person still comes first* (2. Aufl.). Open University Press.

Klein, L. B., Dawes, H. C., James, G., Hall, W. J., Rizo, C. F., & Potter, S. J. (2022). Sexual and relationship violence among LGBTQ+ college students: A scoping review. Trauma, Violence, & Abuse. Advance online publication. https://doi.org/10.1177/15248380221089981

Klie, T. (1997). Vom Umgang mit dem Recht in der Sozialen Arbeit. Zugleich ein Versuch, den Beitrag der Rechtswissenschaft zur Sozialarbeitswissenschaft zu beleuchten. In J. Walter (Hrsg.), Sozialarbeit, Sozialpädagogik als Studium und Wissenschaft. Entwicklungen – Perspektiven – Profile (S. 79–89) Kontaktstelle für Praxisorientierte Forschung an der EFH.

Klie, T. (2021a). Erwachsenenschutz im Landkreis Tuttlingen. Der Landkreis – Zeitschrift für kommunale Selbstverwaltung, 91,335–338.

Klie, T. (2021b). Rechtskunde. Das Recht der Pflege alter Menschen (12. überarbeitete Auflage). Vincentz Network.

Klie, T. (2025). Liebe und Demenz – juristische Annäherungen. Demenz – Das Magazin, 67, 40–43.

Klie, T. (2026 im Erscheinen). Juristische Expertise zur Weiterentwicklung der Nationalen Demenzstrategie. Geschäftsstelle Nationale Demenzstrategie.

Klie, T. & Ananias, J. (2021): Perceptions amongst university students about elder abuse in Namibia. In: NAMIBIA CPD JOURNAL FOR EDUCATORS 6 (1), S. 24–52. http://journals.unam.edu.na/index.php/NCPDJE/article/view/1548.

Klie, T. & Heislbetz, C. (2021). Gesund und gewaltfrei. Pflegeheime, denen es um die Würde ihrer Bewohner:innen geht, tun alles, um Demütigungen zu vermeiden. Dies lässt sich nur erreichen, indem auch über Gewalt gesprochen wird. Ein Projekt der Pflege- und Krankenkassen in Bayern hat sich der Gewaltprävention in der stationären Pflege angenommen. Altenheim. Lösungen fürs Management, 60 (6), 22–25.

Klie, T., Heislbetz, C., Batzoni, H. & Nebel, H (2022). Gesund + gewaltfrei. Gesundheitsförderung und Gewaltprävention in bayerischen Pflegeheimen. In F. Knieps & H. Pfaff (Hrsg.), Pflegefall Pflege? BKK Gesundheitsreport 2022 (S. 433–437). Medizinisch Wissenschaftliche Verlagsgesellschaft.

Klie, T. & Krautz, B. (2025): Synopse Berufsordnungen. Unveröffentlichtes Manuskript. München.

Klie, T., Remmers, H., & Manzeschke, A. (2021): Corona und Pflege: lessons learned. Zur Lage der Pflege in einer gesundheitlichen und gesellschaftlichen Krisensituation. https://kda.de/wp-content/uploads/2021/10/Corona-und-Pflege-lessons-learned.pdf.

Koenig, A. (2025). Rat und Hilfe bei Pflegenot – jeden Tag, zu jeder Zeit. Case Management, 22 (3), 129–133.

Koll-Krüsmann, M., Igl, A., Hinzmann, D. & Schießl, A. (2025). Psychosoziale Unterstützung für Mitarbeitende im Gesundheitswesen. ErgoMed – Praktische Arbeitsmedizin, 49(2), 38–43.

Körtner, U. H. J. (2022). Grundkurs Pflegeethik. Facultas.

Köpke, S., Meyer, G., Papachristou, I. & Steckelberg, A. (2022). *Shared Decision Making in der Pflege: Interprofessionelle Kooperation*. Hogrefe.

Köpke, S., Sander, M. & Bergmann, A. (2024). Präventionsprojekt PEKo. In Zentrum für Qualität in der Pflege (Hrsg.), Gewaltprävention in der stationären Langzeitpflege (S. 79–94). Eigenverlag

Krankenhausgesellschaft Nordrhein-Westfalen. (2024). Gewalt und Gewaltprävention im Krankenhaus. Ein Leitfaden mit Handlungsempfehlungen und Praxistipps für Geschäftsführung und Führungskräfte. KGNW.

Krok, J. (2023). Belästigung im öffentlichen Raum aus intersektionaler Perspektive und ihre Konsequenzen für Betroffene. In Institut für Demokratie und Zivilgesellschaft (Hrsg.), Wissen schafft Demokratie (S. 342–355). WEB-WsD13_Antifeminismus.pdf.

Krug, E. G., Dahlberg, L. L., Mercy, J. A., Zwi, A. B., & Lozano, R. (Hrsg.). (2002). World report on violence and health. World Health Organization. https://iris.who.int/handle/10665/42495

Krüger, M., Caviezel Schmitz, S. & Niehaus, M. (2016). Täterbezogene Mythen über geistige Behinderung und sexuelle Gewalt. Recht & Psychiatrie, 34, 87–95.

Krüsmann, M., Karl, R., Schmelzer, M. & Butollo, W. (2006). Primäre und Sekundäre Prävention im Einsatzwesen: Zusammenfassung der Ergebnisse – Darstellung einer Gesamtkonzeption. Ludwigs-Maximilians-Universität München. http://www.einsatzkraft.de/Zusammenfassung.pdf-

Kubitza, J., Hinzmann, D. & Heininger, S. (2025). When education turns critical: A rapid review of undergraduate and graduate nursing students' experiences and needs with critical events. Journal of Professional Nursing, 62, 19–28. https://doi.org/10.1016/j.profnurs.2025.10.004.

Kuhn, K. Renzikowski, J. & Schellhammer, B. (Hg.) (2024). Sexuelle Selbstbestimmung bei Menschen mit kognitiven Einschränkungen? Herausforderungen zwischen Ermöglichung und Schutz. Nomos.

Lindenmeyer, A. & Uzarewicz, C. (2022). Sexualisierte Gewalt in der Langzeitpflege. *Pflege & Gesellschaft*, 27(1), 42–54.

Lines, L., Grant, J. & Hutton, A. (2018). How do nurses keep children safe from abuse and neglect, and does it make a difference? A scoping review. Journal of pediatric nursing, 43, e75–e84. https://doi.org/10.1016/j.pedn.2018.07.010.

Lines, L. E., Kakyo, T. A., Hutton, A. E. & Grant, J. M. (2024). Nurses' and midwives' contributions to keeping children safe from abuse and neglect. Journal of Child Health Care, 28(3), 610–623. https://doi.org/10.1177/13674935231153248.

Lux, K., Sulmann, D. & Väthjunker, D. (2025). Gewalt in der Pflege. Stiftung ZQP. https://www.zqp.de/schwerpunkt/gewalt-pflege/.

Maelicke, B. (2009). Innovationsmanagement. In U. Arnold & B. Maelicke (Hrsg.), Lehrbuch der Sozialwirtschaft (3. Aufl.) (S. 792–813). Nomos.

Mahler, C., Gutmann, T. & Karstens, S. (2022). *Interdisziplinäre Fallbesprechungen: Ein Leitfaden für die Praxis*. Hogrefe.

Maniglio, R. (2009). The impact of child sexual abuse on health: A systematic review of reviews. Clinical psychology review, 29(7), 647–657.

Mammen, B. N., Lam, L., & Hills, D. (2023). Newly qualified graduate nurses' experiences of workplace incivility in healthcare settings: An integrative review. Nurse Education in Practice, 69, 103611. https://doi.org/10.1016/j.nepr.2023.103611Margalit, A. (2012). Politik der Würde. Über Achtung und Verachtung. Suhrkamp.

Marckmann, G. (2022). *Ethische Entscheidungsfindung in der Pflege: Ein Modell für die klinische Praxis*. Kohlhammer.

Maskos, R. (2023). Ableismus und Behindertenfeindlichkeit. bpb.de. https://www.bpb.de/themen/inklusion-teilhabe/behinderungen/539319/ableismus-und-behindertenfeindlichkeit/.

Mau, S., Lux, T. & Westheuser, L. (2023). Triggerpunkte. Konsens und Konflikt in der Gegenwartsgesellschaft. Suhrkamp.

Mayhew, P., Teaster, P. B. & Ramsey-Klawsnik, H. (2023). A systematic review of interventions to prevent and respond to sexual abuse in care settings. *Journal of Elder Abuse & Neglect*, 35(1), 1–27. https://doi.org/10.1080/08946566.2022.2152642.

Mecheril, P. (2016). Handbuch Migrationspädagogik. Beltz.

Meyer, G., Köpke, S. & Haastert, B. (2023). Risikofaktoren für sexualisierte Gewalt in der Pflege: Ergebnisse einer Mixed-Methods-Studie. *Pflege & Gesellschaft*, 28(1), 5–20.

Meyer, G., & Köpke, S. (2022). Evidenzbasierung in den Gesundheitsberufen. In R. Haring (Hrsg.), Gesundheitswissenschaften (S. 681–687). Springer Nature.

Mieth, D. (1989). Die Kunst zärtlich zu sein. Wege zur Sensibilität (6. Aufl.). Herder.

Mohamed, F. B. M., Cheng, L. J., Chia, X. E. C., Turunen, H. & He, H. G. (2024). Global prevalence and factors associated with workplace violence against nursing students: A systematic review, meta-analysis, and meta-regression. Aggression and Violent Behavior, 75, 101907. https://doi.org/10.1016/j.avb.2024.101907.

Mohammadi, N. (2018). Life experiences of sexual minorities in Iran: limitations, adaptations and challenges. Quality and Quantity, 52(2), 719–737. https://doi.org/10.1007/s11135-017-0484-9.

Monteverde, S. (2025). Machtasymmetrien und Machtmissbrauch in Pflegebeziehungen. In M. Bobbert & M. Heimbach-Steins (Hrsg.), [Bandtitel] (Bd. 26). Brill Schöningh.

Mörsch, Carmen (2024): Diskriminierungskritische Perspektiven an der Schnittstelle von Bildung und Kunst. https://www.kubi-online.de/artikel/diskriminierungskritische-perspektiven-schnittstelle-bildung-kunst.

Münzenhofer T. (2024) Sexualität im Alter und bei Demenz im Pflegealltag. Lichtblicke Demenzstrategie. https://lichtblicke-demenzstrategie.bayern/blog-details/sexualitaet-im-alter-und-bei-demenz-im-pflegealltag.html.

Müller, M., Radbruch, L., Schützendorf, E., Schärer-Santschi, E. Schröer, Simader, R., Sörries, R. & Steinhauser, P. (Hrsg.) (2023). Verstand ist nicht alles. Leben mit Demenz. Leidfaden. Vandenhoeck & Ruprecht.

Müller-Salo, J. (2018). Gewalt. Eine philosophische Untersuchung. Suhrkamp.

Nag, T., Gjestad, R. & Senneseth, M. (2023). Effects of de-escalation training on student nurses' skills and confidence. Sykepleien Forskning, 18(92716), e-92716. https://doi.org/10.4220/Sykepleienf.2023.92716.

Nägele, B., Pagels, N. & Berger, F. (2021). Beispiele Guter Praxis zur Prävention und Intervention von sexueller Belästigung im Arbeitsleben. https://www.antidiskriminierungsstelle.de/SharedDocs/downloads/DE/publikationen/Expertisen/beispiele_guter_praxis_sexuelle_belaestigung.pdf.

Nau, J., Walter, G. & Oud, N. (Hrsg.). (2019). Aggression, Gewalt und Aggressionsmanagement (2. Aufl.). Hogrefe.

Nau, J., Oud, N. & Walter, G. (2018). Gewaltfreie Pflege. Praxishandbuch zum Umgang mit aggressiven und potenziell gewalttätigen Patienten. Hogrefe.

Nursing and Midwifery Council (2021). Ambitious for change: Our updated action plan. https://www.nmc.org.uk/globalassets/sitedocuments/eanddi/ambitious-for-change-our-updated-action-plan.pdf.

Nussbaum, M. C. (1990). *Love's knowledge: Essays on philosophy and literature.* Oxford University Press.

Nussbaum, M. C. (2011). *Creating capabilities: The human development approach.* Harvard University Press.

Nolan, M. & Allan, S. (2011). The 'Senses Framework': a relationship-centred approach to care. In Katz, J., Peace, S. & Spurr, S., Adult Lives – A Life Course Perspective, 100–109.

Nordstrom, Carolyn. (1996). Rape: Politics and theory in war and peace. Australian Feminist Studies, 11(23), 147–162. Taylor & Francis Ltd. https://doi.org/10.1080/08164649.1996.9994811

Ong, T., Goh, C., Tan, E., Sivanathan, K., Tang, A., Tan, H. & Ng, Q. (2025). Second Victim Syndrome Among Healthcare Professionals: A Systematic Review of Interventions and Outcomes. Journal of Healthcare Leadership, Volume 17, 225–239. https://doi.org/10.2147/JHL.S526565

Oppermann, C., Roth, M. R., Schröder, J. & Visel, S. (2020). Schutzkonzepte in der stationären Altenpflege. Eine Arbeitsbroschüre. Universitätsverlag Hildesheim. https://doi.org/10.18442/154

Oppermann, C. & Sulmann, D. (2022) Gewaltschutzkonzepte in der Pflege. Gewaltschutzkonzepte in der Pflege – Stiftung ZQP.

Oud, N., Nau, J. & Walter, G. (2019). Aggression und Gewalt – ein Problem. In J. Nau, G. Walter N. Oud (Hrsg.), Aggression, Gewalt und Aggressionsmanagement. Lehr- und Praxishandbuch zur Gewaltprävention für Pflege-, Gesundheits- und Sozialberufe (2., vollständig überarbeitete und erweiterte Auflage) (S. 35–58). Hogrefe.

Paulus, P., & Petzel, T. (2021). Evaluation der vierten Phase des Modellprojektes Schulgesundheitsfachkräfte in Brandenburg (2019–2020, Bereich Bildung). Abschlussbericht, https://schulgesundheitsfachkraft.de/de/abschlussberichte dokumente.

Peplau, H. (1995). Interpersonale Beziehungen in der Pflege: Ein konzeptueller Bezugsrahmen für eine psychodynamische Pflege. Recom.Pfaller, R. (2022). Zwei Enthüllungen über die Scham. S. Fischer.

Perales, F., Campbell, A. & Elkin, N. (2024). Workplace sexual harassment: Understanding the experiences of LGBTQ employees. Journal of Interpersonal Violence, 40(17–18), doi.org/10.1177/08862605241285994.

Poggendorf, A. (2006). Proxemik—Raumverhalten und Raumbedeutung. Umwelt & Gesundheit, 4/2006, 137–140.

Poggendorf, A. (2008). Proxemik in der Teamdynamik—Raumsprache diktieren und interpretieren. In F. U. Siems, M. Brandstätter & H. Gölzner (Hrsg.), Anspruchsgruppenorientierte Kommunikation: Neue Ansätze zu Kunden-, Mitarbeiter- und Unternehmenskommunikation (S. 233–246). VS Verlag für Sozialwissenschaften. https://doi.org/10.1007/978-3-531-91204-2_14

Popitz, H. (1992). Phänomene der Macht (2., stark erw. Auflage). J.C.B. Mohr.

Potura, E., Roesner, H., Trifunovic-Koenig, M., Tsikala, P., Klemm, V. & Strametz, R. (2024). Second Victims Among Austrian Nurses (SeViD-A2 Study). Healthcare, 12(20), 2061. https://doi.org/10.3390/healthcare12202061

Prainsack, B. & Buyx, A. (2011). Solidarity. Reflections on an emerging concept in bioethics. Nuffield Council on Bioethics.

Precht, R. D. (2025). Angststillstand. Warum die Meinungsfreiheit schwindet. Goldmann.

Rabold, S. & Görgen, T. (2007). Misshandlung und Vernachlässigung älterer Menschen durch ambulante Pflege(fach)personen: Ergebnisse einer Befragung von Mitarbeiterinnen und Mitarbeitern ambulanter Dienste. *Zeitschrift für Gerontologie und Geriatrie*, 40(6), 366–374. https://doi.org/10.1007/s00391-007-0501-z.

Rappaport, J. (1987). Terms of empowerment/exemplars of prevention: Toward a theory for community psychology. American Journal of Community Psychology, 15(2), 121–148. https://doi.org/10.1007/BF00919275

Rappaport, J. (2020). *Empowerment meets narrative: Listening to stories and creating settings*. Routledge.

Rauh, B. (2026). Die Haut – Ihre Bedeutung in der Sexualität und in der Pflege. In U. Immenschuh & B. Rauh, Ent-decken – Sexualität bei Krankheit, Behinderung und im Alter (S. 55–72). Mabuse.

Rawls, J. (1971). A Theory of Justice. Harvard University Press

Rawls, J. (1999). *A theory of justice* (Rev. ed.). Harvard University Press.

Rawls, J. (2001). Justice as fairness: a restatement. Belknap Press.

Rehbock, T. (2022). *Autonomie, Fürsorge und Paternalismus in der Pflege*. Mabuse.

Remmers, H. (2021). *Professionelle Nähe und Distanz in der Pflege*. Hogrefe.

Remmers, Hartmut (2025): Care Work. Theorie – Praxis – Politik. Vandenhoeck & Ruprecht.

Riedel, A., Behrens, J., Giese, C., Geiselhart, M., Fuchs, G., Kohlen, H., Pasch, W.,Rabe, M. & ·Schütze, L. (2017) Zentrale Aspekte der Ethikkompetenz in der Pflege. Empfehlungen der Sektion Lehrende im Bereich der Pflegeausbildung und der Pflegestudiengänge in der Akademie für Ethik in der Medizin e. V. Ethik Med 29,161–165. https://doi.org/10.1007/s00481-016-0415-7.

Riedel, A., Goldbach, M. & Lehmeyer, S. (2022). Moralisches Belastungserleben von Pflegefachpersonen. In A. Riedel & S. Lehmeyer (Hrsg.), Ethik im Gesundheitswesen (S. 427–446). Springer.

Ricoeur, P. (2005). *The course of recognition* (D. Pellauer, Übers.). Harvard University Press. (Originalarbeit veröffentlicht 1990)

Ritzi, S. (2022). Freiheitsentziehende Maßnahmen in der Psychiatrie. Kohlhammer.

Ritzi, S. (2023). Freiheitseinschränkende Maßnahmen bei Menschen mit Demenz in professionellen Sorgebeziehungen. Kritische Darstellung und ethisch-fachliche Reflexion. Springer.http://dx.doi.org/10.1007/978-3-658-39761-6.

Rixe, J. & Luderer, C. (2017): Das Trauma aus zweiter Hand. Sekundäre Traumatisierungen von psychiatrisch Pflegenden. Pflege & Gesellschaft, 22 213–230.

Rosa, H. (2024). Resonanz – Eine Soziologie der Weltbeziehung. Suhrkamp.

Rosen, T., Elman, A., Dion, S., Delgado, D., Demetres, M., Breckman, R., Lees, K., Dash, K., Lang, D., Bonner, A., Burnett, J., Dyer, C. B., Snyder, R., Berman, A., Fulmer, T., Lachs, M. S. & National Collaboratory to Address Elder Mistreatment. (2019). Review of programs to combat elder mistreatment: Focus on hospitals and level of resources needed. *Journal of the American Geriatrics Society*, 67(6), 1286–1294. https://doi.org/10.1111/jgs.15773.

Rosi, G. et al. (2020). Workplace violence experienced by newly graduated nurses. Journal of Nursing Management.

Roes, M., Heislbetz, C., Bäuerle, D. & Frommelt, M. (2010). Implementierung einer multiprofessionellen Versorgungsleitlinie mittels der Breakthrough-Methode am Beispiel des BUKO-Qualitätsniveau I. In M. Frommelt, M. Roes, & R. Schmidt (Hrsg.), Implementierung wissensbasierter Qualitätsniveaus (S. 107–140). medhochzwei.

Rövenkamp-Wattendorf, J. (2020). Berufliche Belastungen bewältigen. Kohlhammer.

Ruelius, P. F. (2017). Vertrauen und Sicherheit – Ethische Orientierungen im Hintergrund der Prävention sexualisierter Gewalt in der Arbeit mit erwachsenen Schutzbedürftigen im Krankenhaus. In M. Wazlawik & S. Freck (Hrsg.), Sexualisierte Gewalt an erwachsenen Schutz- und Hilfebedürftigen (S. 151–168). Springer VS.

Rufino, A. C., Filho, C. E. W. B. de C. & Madeiro, A. (2022). Experiences of violence against lesbian and bisexual women in Brazil. Sexual. Medicine, 10(2) 55–66. https://doi.org/10.1016/j.esx m.2021.100479.

Ryan, T., Nolan, M., Reid, D. & Enderby, P. (2008). Using the Senses Framework to achieve relationship-centred dementia care services: A case example. Dementia, 7(1), 71–93. https://doi.org/10.1177/1471301207085368.

Rycroft-Malone, J. (2004). The PARIHS framework: A framework for guiding the implementation of evidence-based practice. Journal of Nursing Care Quality, 19(4), 297–304.

Rycroft-Malone, J. (2020). *Evidence-based practice in nursing* (4. Aufl.). Wiley-Blackwell.

Ryschka, J., Solga, M. & Mattenklott, A. (Hrsg.) (2008). Praxishandbuch Personalentwicklung: Instrumente, Konzepte, Beispiele. Gabler.

Schaub, G., Ahrendt, M., Koch, U., Linck, R., Pessinger, S., Rennpferdt, M. et al. (2025). Arbeitsrechts-Handbuch. Systematische Darstellung und Nachschlagewerk für die Praxis (21., neu bearbeitete Aufl.). C.H. Beck.

Schmitz, B. (2025). Offenheit und Berührbarkeit. Reclam.

Schirmer, U., Mayer, M., Martin, V., Vaclav, J., Gaschler, F. & Özköylü, S. (2006). Prävention von Aggression und Gewalt in der Pflege. Grundlagen und Praxis des Aggressionsmanagements für Psychiatrie und Gerontopsychiatrie. Schlütersche.

Schön, D. A. (1983). The reflective practitioner: How professionals think in action. Basic Books.

Schön, D. A. (2017). *The reflective practitioner: How professionals think in action.* Routledge.

Schrems, B. (2020). Vulnerabilität in der Pflege – Was verletzlich macht und Pflegende darüber wissen müssen. Beltz.

Schröttle, M., Meshkova, K., & Lehmann, C. (2019). *Umgang mit sexueller Belästigung am Arbeitsplatz – Lösungsstrategien und Maßnahmen zur Intervention.* Antidiskriminierungsstelle des Bundes.

Schröttle, M., Arnis, M., Kraetsch C., Homann, T., Herl, T., La Guardia, T., Weis, C., Lehmann C. & Bundesministerium für Arbeit und Soziales (BMAS) & Bundesministeriums für Familie, Senioren, Frauen und Jugend (BMFSFJ) (Hrsg.). (2024) Gewalt und Gewaltschutz in Einrichtungen der Behindertenhilfe – Langfassung. https://www.bmbfsfj.bund.de/resource/blob/241792/957cf93049bd253e0d734195322529c6/gewalt-und-gewaltschutz-in-einrichtungen-der-behindertenhilfe-langfassung-data.pdf.

Schröttle, M., Puchert, R., Arnis, M., Hafid, A., Sarkissian, A. H., Lehmann, C., Zinsmeister, J., Paust, I., Pölzer, L.; Zinsmeister, H. & Thümmel, I. (2021). Gewaltschutzstrukturen für Menschen mit Behinderungen – Bestandsaufnahme und Empfehlungen. https://nbn-resolving.org/urn:nbn:de:0168-ssoar-75731-6.

Schuchter, P. (2016) Sich einen Begriff vom Leiden Anderer machen. Transcript Verlag.

Schultz-Zehden, B. (2013). Sexualität im Alter. Aus Politik und Zeitgeschichte, 63(4–5), 53–56.

Schützendorf, E. (2000). Biotope und Schleusen im Meer der Verrücktheit. Anregungen zum Eintauchen in und Auftauchen aus andere(n) Welten. Evang. Verb. für Altenarbeit.

Schützendorf, E. & Datum, J. (2019): Anderland entdecken, erleben, begreifen. Ein Reiseführer in die Welt von Menschen mit Demenz. Ernst Reinhardt.

Scott, Z., O'Curry, S. & Mastroyannopoulou, K. (2021). The impact and experience of debriefing for clinical staff following traumatic events in clinical settings: A systematic review. Journal of Traumatic Stress, 35(1), 278–287. https://doi.org/10.1002/jts.22736

Smith, E., Gullick, J., Perez, D. & Einboden, R. (2023). A peek behind the curtain: An integrative review of sexual harassment of nursing students on clinical placement. Journal of Clinical Nursing, 32(5–6), 666–687. https://doi.org/10.1111/jocn.16279.

Stafford, W. et al. (2022). Consequences of workplace violence for nurses. Journal of Clinical Nursing.

Staub-Bernasconi, S. (2018). Soziale Arbeit als Handlungswissenschaft: Soziale Arbeit auf dem Weg zu kritischer Professionalität (2., vollst. überarb. Auflage). Barbara Budrich.

Staudacher, D. (2015). Verletzende Worte: Sprachliche Gewalt. Pflege, 28(2), 122.

Staudacher, D. (2026). Wounded Humanity – Verletzliches Menschsein – Eine Anthroplogie der helfenden Berufe. Hogrefe.

Staudhammer, M. (2018). Prävention von Machtmissbrauch und Gewalt in der Pflege. Springer.Van Herk, K. A., Smith, D. & Andrew, C. (2011), Examining our privileges and oppressions: incorporating an intersectionality paradigm into nursing. Nursing Inquiry, 18, 29–39. https://doi.org/10.1111/j.1440-1800.2011.00539.x.

Steinert, T., Hirsch, S.; DGPPN (Hrsg.) (2018). S3-Leitlinie „Verhinderung von Zwang: Prävention und Therapie aggressiven Verhaltens bei Erwachsenen" https://www.dgppn.de/_Resources/Persistent/154528053e2d1464d9788c0b2d298ee4a9d1cca3/S3%20LL%20Verhinderung%20von%20Zwang%20LANG%2BLITERATUR%20FINAL%2010.9.2018.pdf

Strametz, R., Fendel, J. C., Koch, P., Rösner, H., Zilezinski, M., Bushuven, S. & Raspe, M. (2021). Prevalence of Second Victims, Risk Factors, and Support Strategies among German Nurses (SeViD-II Survey). International Journal of Environmental Research and Public Health, 18(20), 10594. https://doi.org/10.3390/ijerph182010594

Sulmann, D., Haeger, M. & Oppermann, C. (2024). Gewaltschutzkonzepte in der Pflege. In Zentrum für Qualität in der Pflege (Hrsg.), Gewaltprävention in der stationären Langzeitpflege (S. 111–116). Eigenverlag https://doi.org/10.71059/VCKV3150.

Teaster, P. B., Ramsey-Klawsnik, H., & Abner, E. L. (2020). Sexual abuse of vulnerable adults: A critical review of prevalence estimates. *Journal of Elder Abuse & Neglect*, 32(4), 365–376. https://doi.org/10.1080/08946566.2020.1801466.

The Center for Appreciative Inquiry (o. J.). What is Appreciative Inquiry (AI)? https://centerforappreciativeinquiry.net/resources/what-is-appreciative-inquiry-ai/.

Tietze, K. O. (2019). Kollegiale Beratung – einfach aus der Ferne, komplex aus der Nähe. Springer.

Tschan, Werner (2012): Sexualisierte Gewalt. Praxishandbuch zur Prävention von sexuellen Grenzverletzungen bei Menschen mit Behinderungen. Hans Huber.

Tschan, W. (2024). Sexualisierte Gewalt und Trauma. Praxishandbuch für Pflege-, Gesundheits- und Sozialberufe. Hogrefe.

Tschinke, I. (2021a): Ambulante psychiatrische Pflege in Deutschland. In: I. Tschinke, U.Finklenburg und B. Gähler (Hrsg.), Lehrbuch ambulante psychiatrische Pflege. Psychisch kranke Menschen ambulant begleiten (S. 21–24). Hogrefe.

Tschinke, I. (2021b): Sexualität. In I. Tschinke, U. Finklenburg & B. Gähler (Hrsg.), Lehrbuch ambulante psychiatrische Pflege. Psychisch kranke Menschen ambulant begleiten (S. 341–346). Hogrefe.

Tschinke, I., Finklenburg, U. & Gähler, B. (Hrsg.) (2021). Lehrbuch ambulante psychiatrische Pflege. Psychisch kranke Menschen ambulant begleiten. Hogrefe.Uzarewicz, C. & Moers, M. (2012). Leibphänomenologie für Pflegewissenschaft – eine Annäherung. Pflege & Gesellschaft, 17(2), 101–110.

Tronto, J. C. (2013). *Caring democracy: Markets, equality, and justice.* New York University Press.

Vaupel, C., Vincent-Höper, S., Helms, L., Adler, M. & Schablon, A & Berufsgenossenschaft für Gesundheitsdienst und Wohlfahrtspflege (BGW) (Hrsg.).

(2021). Sexuelle Belästigung und Gewalt in Pflege- und Betreuungsberufen. Ergebnisbericht für die Pflegebranche. Bereiche stationäre Pflegeeinrichtungen und ambulante Pflegedienste. https://www.bgw-online.de/resource/blob/22160/5d35353fe4c9037e6ae64a010e796808/bericht-gewalt-pflege-data.pdf.

Viol, M. (2017a). 10 Jahre Redufix. Demenz – Das Magazin,34, 49–51.

Viol, M. (2017b). Wissen löst den Knoten. Schulen begleiten, suchen – bei ReduFix geht es darum zu sensibilisieren, sich auf die von FEM betroffene Person einzulassen, sämtliche Fixierungen zu hinterfragen und alternative Wege zu finden. Der Griff zu sedierenden Medikamenten ist in jedem Fall keine Lösung. Altenheim. Lösungen fürs Management, 7, 20–21.

von Keudell, A. (2022). Täter*innen sexualisierter Gewalt. In A. von Keudell, Sexualisierte Gewalt an allgemeinbildenden Schulen (BestMasters). Springer VS. https://doi.org/10.1007/978-3-658-40165-8_7

Walter G., Nau J. & Oud N. (2019) Präventiver Umgang mit Aggression und Gewalt im Gesundheitswesen. In J. Nau, G. Walter & N. Oud (Hrsg.), Aggression, Gewalt und Aggressionsmanagement. Lehr- und Praxishandbuch zur Gewaltprävention für Pflege-, Gesundheits- und Sozialberufe (2., vollständig überarbeitete und erweiterte Auflage) (S. 93–116). Hogrefe.

Weaver, K. B. (2013). The effects of horizontal violence and bullying on new nurse retention. Journal for Nurses in Professional Development, 29(3), 138–142. https://doi.org/10.1097/NND.0b013e318291c453

Weber, M. (1976): Wirtschaft und Gesellschaft. Grundriss der verstehenden Soziologie, Tübingen.

Weidner, F., Tucman, D., Jacobs, P. & DIP (Hrsg.) (2017). Gewalt in der Pflege. Erfahrungen und Einschätzungen von Pflegefachpersonen und Schülern der Pflegeberufe. Studienbericht DIP. http://www.dip.de/materialien.

World Health Organization (WHO) (2014). Global status report on violence prevention 2014. World Health Organization.

World Health Organization (WHO) (2022). Global status report on preventing violence against children 2022. WHO.

World Health Organization. (2023). *Sexual violence in long-term care facilities: A global report*. WHO Press.

Witt, A., Rassenhofer, M., Allroggen, M., Brähler, E., Plener, P. L. & Fegert, J. M. (2019). The prevalence of sexual abuse in institutions: Results from a representative population-based sample in Germany. Sexual Abuse, 31(6), 643-661. https://doi.org/10.1177/1079063218759323.

Witzenleiter, H., & Luppold, S. (2020). Quick Guide Interkulturelle Kompetenz. Interkulturelle Sensibilisierung für eine grenzenlos erfolgreiche Kommunikation. Springer.

Witzmann M., Batzoni, H., Limpert, R., Hölscher I. in Zusammenarbeit mit dem Bayerischen Staatsministerium für Gesundheit, Pflege und Prävention (2025). Gewalt in der Pflege. [Konferenzbeitrag].

Yang, J., & Kim, S. (2022). An online communication skills training program for nursing students: A quasi-experimental study. PLoS ONE, 17(5), e0268016. https://doi.org/10.1371/journal.pone.0268016

Yon, Y., Ramiro-Gonzalez, M., Mikton, C. R., Huber, M. & Sethi, D. (2019). The prevalence of elder abuse in institutional settings: a systematic review and meta-analysis. European journal of public health, 29(1), 58–67. https://doi.org/10.1093/eurpub/cky093

Yokomizo, A., Nagae, H., Athurupana, R. & Nakatsuka, M. (2023). Collaborative support for child abuse prevention: Perspectives of public health nurses and midwives regarding pregnant and postpartum women of concern. PLoS one, 18(3), e0281362. https://doi.org/10.1371/journal.pone.0281362.

Young, I. M. (2011). *Justice and the politics of difference.* Princeton University Press.

Zentrum für Qualität in der Pflege (ZQP) (Hrsg.) (2017). ZQP Report. Gewaltprävention in der Pflege. https://doi.org/10.71059/CETR9797Stiftung

Zentrum für Qualität in der Pflege (o. J.). Gewalt in der Pflege https://www.zqp.de/schwerpunkt/gewalt pflege/.

Zentrum für Qualität in der Pflege (ZQP). (2023). Gewalt gegen Bewohnerinnen und Bewohner von Einrichtungen der stationären Langzeitpflege. ZQP-Analyse. ZQP.

Zeller, A. & Heinemann, S. (2023). *Risk Assessment Tool for Sexual Violence in Care Settings (RATS-C): Entwicklung und Validierung.* Hogrefe.

Zenz, G. (2018). Gewalt gegen Hochbetagte. Kohlhammer.

zur Bonsen, M., & Maleh, C. (2012). Appreciative Inquiry (AI): Der Weg zu Spitzenleistungen. Eine Einführung für Anwender, Entscheider und Berater (2. Aufl.). Beltz.

Autor:innen

Batzoni, Hanna, B. Sc. Pflege, M. Sc. ANP; exam. Gesundheits- und Krankenpflegerin, Pflegewissenschaftlerin, Deeskalations- und Safewards-Trainerin, Fort- & Weiterbildungen im Bereich psychosoziale Unterstützung und Krisenintervention, wissenschaftliche Mitarbeiterinan der Hochschule München und Doktorandin.

Engelfried, Constance, Profin, Dr.in für Theorie und Organisation Sozialer Arbeit an der Hochschule München.

Forster, Andrea, exam. Gesundheits- und Krankenpflegerin, B. A. Pflegemanagemtn, M. A. Management von Sozial- und Gesundheitsbetrieben; Referentin der Geschäftsführung bei PSU Akut e. V.

Fraunhofer, Andreas, Professor für Pflegewissenschaften und Studiengangsleiter des primärqualifizierenden Bachelors Pflege am Campus für Health and Engineering (MUC.HEALTH) der Hochschule München, exam. Gesundheitspfleger, Pflegepädagoge und Manager für Sozial- und Gesundheitsbetriebe.

Giese, Constance, Professorin, Dr.in für Ethik und Anthropologie in der Pflege, Katholische Stiftungshochschule München.

Götz, Vanadis, Gesundheitsökonomin (M. A. Univ.), wissenschaftliche Mitarbeiterin, stellvertretende Geschäftsbereichsleitung der Fort- und Weiterbildung der Hans-Weinberger-Akademie der AWO e. V.

Heislbetz, Claus, Dr., Dipl. Sozialpädagoge (FH), Dipl. Sozialwirt (Univ.), Wirtschaftsmediator,Vorstand bei der Hans-Weinberger-Akademie der AWO e. V., langjährige Erfahrung in der wissenschaftlichen Sozialforschung.

Holtbernd, Thomas, Studium der katholischen Theologie, Psychologie und Philosophie, Ausbildung zum Gestalttherapeuten und Coach, eigene psychologische Praxis, Krankenhausseelsorge.

Hölscher, Isabel, exam. Gesundheits- und Krankenpflegerin, B. Sc. Pflege, Master Mental Health; wissenschaftliche Mitarbeiterin an der Hochschule München und Doktorandin.

Klie, Thomas, Prof. Dr. habil. jur., Jurist, Gerontologe sowie Sozialexperte in der Politikberatung, Leiter der Institute Zentrum für zivilgesellschaftliche Entwicklungen (zze) und AGP Sozialforschung.

Kubitza, Jenny, exam. Gesundheits- und Krankenpflegerin, B. Sc. Pflegewissenschaften, M. Sc. Versorgungsforschung; Mitarbeiterin im Arbeitsbereich PSU München bei PSU Akut e. V. (bis Ende März 2026).

Lechner, Tobias, exam. Gesundheits- und Krankenpfleger, Diplom in Pflegemanagement, Master in Global Public Health; M. mel. Master of Medicine, Ethics and Law; Leitung der Fachstelle für Qualitätsentwicklung und Aufsicht (FQA)/ehemals Heimaufsicht der Stadt München.

Lieberam, Nicole, M. A. Erwachsenenbildung, Schulleitung – Akademie für Pflege und Soziales GmbH, Fachkraft für sozialpsychiatrische Betreuung

Limpert, Roy, B. A., M. Sc. ANP, exam. Gesundheits- und Krankenpfleger, wissenschaftlicher Mitarbeiter an der Hochschule München.

Markus, Christian Friedrich, M. Sc. wissenschaftlicher Referent für erweiterte Pflegepraxis am Munich Campus for Health and Engineering (MUC.HEALTH) der Hochschule München, exam. Gesundheits- und Krankenpfleger.

Müller, Christoph, Krankenpfleger mit Erfahrung in der Geronto-, Allgemein- und forensischen Psychiatrie sowie Weiterbildungen zur Leitung einer Station, Qualitätsberatung im Gesundheitswesen und Praxisanleitung, Redakteur der Fachzeitschrift „Psychiatrische Pflege“, Redaktionsmitglied der „Psychosozialen Umschau“ sowie Autor und Herausgeber von Fachbüchern.

Noack, Sebastian, exam. Gesundheits- und Krankenpfleger am Universitätsklinikum Leipzig AöR; Praxisanleiter mit Weiterbildung in Stations-/Teamleitung.

Schaffner, Monika, Professorin für Pflegewissenschaft mit dem Schwerpunkt Fachpraxis am Munich Campus for Health and Engineering (MUC.HEALTH) der Hochschule München, exam. Gesundheits- und Kinderkrankenpflegerin.

Schießl, Andreas, Dr. med., ärztlicher Leiter bei PSU Akut e. V.

Schmid, Franziska, exam. Gesundheits- und Krankenpflegerin, B. A. Berufspädagogik für Gesundheit, Lehrerin für Pflegeberufe.

Schneider-Tschinke, Britta, M. A. Organisationsentwicklung, Supervisorin (DGSv), BA-Pflegemanagement, MHFA-Instruktorin, Deeskalationstrainerin, Fachpflegerin Psychiatrie.

Schweiger, Andra, exam. Gesundheits- und Krankenpflegerin, B. Sc. Pflege, M. Sc. ANP, Expertise im Bereich der Behindertenhilfe.

Stoppenbrink, Katja, Prof. Dr. phil, LL. M (Köln/Paris), M. A. Maître en Droit, Professorin für Ethik in den Sozialen Berufen an der Fakultät für Angewandte Sozialwissenschaften der Hochschule München.

Strobel, Christian, Prof. Dr., Psychologe (M. Sc.) & Psychologischer Psychotherapeut (KVT), Professur für Angewandte Psychologie und Digitalisierung, Hochschule München; langjährige Erfahrung und Expertise in gender- und LGBTQIA+ sensibler Psychologie und Psychotherapie.

Tschinke, Ingo, M. Sc. Gesundheits- und Pflegewissenschaft, M. A. of Nursing Management, Dipl. Pflegewirt (FH), Fachpfleger in der Psychiatrie, Fachliche Leitung eines pHKP-Dienstes.

Witzmann, Markus, Prof. Dr. phil., B. B. A., M. A., M. S. M., M. A., Krankenpfleger, Gestalttherapeutischer Supervisor, Verwaltungsbetriebswirt, Pflegewissenschaftler, Studiengangsleiter Master Mental Health und stellvertretender Studiengangsleiter Master Advanced Nursing Practice sowie Mitglied der Ethikkommission an der Hochschule München.